Christoph Schuhmann

Myeloperoxidase als Biomarker bei koronarer Herzerkrankung

Christoph Schuhmann

Myeloperoxidase als Biomarker bei koronarer Herzerkrankung

Stellenwert und Eignung von Myeloperoxidase als diagnostischer Biomarker bei der koronaren Herzerkrankung

Südwestdeutscher Verlag für Hochschulschriften

Impressum / Imprint

Bibliografische Information der Deutschen Nationalbibliothek: Die Deutsche Nationalbibliothek verzeichnet diese Publikation in der Deutschen Nationalbibliografie; detaillierte bibliografische Daten sind im Internet über http://dnb.d-nb.de abrufbar.

Alle in diesem Buch genannten Marken und Produktnamen unterliegen warenzeichen-, marken- oder patentrechtlichem Schutz bzw. sind Warenzeichen oder eingetragene Warenzeichen der jeweiligen Inhaber. Die Wiedergabe von Marken, Produktnamen, Gebrauchsnamen, Handelsnamen, Warenbezeichnungen u.s.w. in diesem Werk berechtigt auch ohne besondere Kennzeichnung nicht zu der Annahme, dass solche Namen im Sinne der Warenzeichen- und Markenschutzgesetzgebung als frei zu betrachten wären und daher von jedermann benutzt werden dürften.

Bibliographic information published by the Deutsche Nationalbibliothek: The Deutsche Nationalbibliothek lists this publication in the Deutsche Nationalbibliografie; detailed bibliographic data are available in the Internet at http://dnb.d-nb.de.

Any brand names and product names mentioned in this book are subject to trademark, brand or patent protection and are trademarks or registered trademarks of their respective holders. The use of brand names, product names, common names, trade names, product descriptions etc. even without a particular marking in this works is in no way to be construed to mean that such names may be regarded as unrestricted in respect of trademark and brand protection legislation and could thus be used by anyone.

Coverbild / Cover image: www.ingimage.com

Verlag / Publisher:
Südwestdeutscher Verlag für Hochschulschriften
ist ein Imprint der / is a trademark of
OmniScriptum GmbH & Co. KG
Heinrich-Böcking-Str. 6-8, 66121 Saarbrücken, Deutschland / Germany
Email: info@svh-verlag.de

Herstellung: siehe letzte Seite /
Printed at: see last page
ISBN: 978-3-8381-3724-7

Zugl. / Approved by: München, LMU, Diss., 2013

Copyright © 2013 OmniScriptum GmbH & Co. KG
Alle Rechte vorbehalten. / All rights reserved. Saarbrücken 2013

1 Hintergrund — - 01 -

1.1 Myeloperoxidase (MPO) — - 01 -

1.2 Pathophysiologische Bedeutung von MPO bei der koronaren Herzkrankheit (KHK) — - 01 -

1.2.1 Mechanismen bei der Pathogenese der Atherosklerose — - 02 -

1.2.2 Potenzial als diagnostischer Marker bei der KHK — - 03 -

1.2.3 Potenzial als prognostischer Marker bei der KHK — - 03 -

1.2.4 Rolle der zirkulierenden MPO bei der Diagnostik der KHK — - 04 -

2 Ziele dieser Untersuchung — - 05 -

3 Probanden, Methoden und Materialien — - 06 -

3.1 Probanden — - 06 -

3.1.1 Einschlusskriterien — - 06 -

3.1.2 Ausschlusskriterien — - 07 -

3.1.3 Patientengruppen und -anzahl — - 07 -

3.2 Methoden — - 08 -

3.2.1 Belastungs-Myokardperfusionsszintigrafie (MPS) — - 08 -

3.2.2 Koronarangiografie und perkutane Koronarintervention — - 09 -

3.2.3 Gewinnung und Präparation von Blutproben für die Bestimmung der MPO Plasmakonzentration — - 10 -

3.2.4 Bestimmung der MPO Plasmakonzentration mittels ELISA — - 11 -

3.2.5 Gewinnung und Präparation von Blutproben für die Thrombozytenaggregometrie — - 12 -

3.2.6 Messung der Thrombozytenaggregation mittels Lichttransmissionsaggregometrie nach Born — - 12 -

3.2.7 Statistische Auswertung — - 13 -

3.3 Liste der Materialien — - 14 -

4	**Ergebnisse**	- 15 -
4.1	Patientencharakteristika	- 15 -
4.2	MPO Plasmakonzentrationen	- 17 -
4.2.1	Basale MPO Konzentration	- 17 -
4.2.2	Einfluss von Koronarinterventionen auf die MPO Konzentration	- 19 -
4.2.3	Einfluss einer belastungsinduzierten transienten Myokardischämie auf die MPO Konzentration	- 20 -
4.2.4	Einfluss des Ausmaßes der Myokardischämie bzw. des Infarktgefäßes auf die MPO Konzentration bei akutem Koronarsyndrom (ACS)	- 23 -
4.3	Einfluss von MPO auf die Thrombozytenaggregation in vitro	- 25 -
5	**Diskussion**	- 27 -
5.1	Quelle der zirkulierenden MPO	- 27 -
5.1.1	Erhöhte systemische MPO Konzentration bei ACS	- 27 -
5.1.2	MPO Freisetzung unmittelbar nach PCI	- 28 -
5.2	Eignung als diagnostischer Biomarker bei der KHK	- 29 -
5.2.1	Assoziation der MPO Konzentration mit dem Ausmaß der koronaren Plaquelast und dem klinischen Schweregrad einer KHK	- 29 -
5.2.2	Überprüfung der MPO Freisetzung durch belastungsinduzierte Myokardischämie bzw. transiente I/R-Reaktion	- 30 -
5.3	Überprüfung einer gesteigerten Thrombozytenaggregation durch MPO in vitro	- 32 -
5.4	Limitationen dieser Untersuchung	- 33 -
5.4.1	MPO Freisetzung durch Heparin	- 33 -
5.4.2	Messung der MPO Konzentration in der peripheren Zirkulation	- 34 -
5.4.3	Fehlende Standardisierung der MPO Messung	- 35 -

6	**Zusammenfassung**	- 36 -
7	**Literaturverzeichnis**	- 39 -
8	**Verzeichnis der am häufigsten verwendeten Abkürzungen**	- 51 -

1 Hintergrund

1.1 Myeloperoxidase (MPO)

Das Enzym Myeloperoxidase (MPO) ist physiologisch ein wichtiger Bestandteil der angeborenen zellulären Immunabwehr [1-4]. Die MPO ist ein Hämprotein aus der Familie der Peroxidasen und mit einem Anteil von etwa fünf Prozent am Proteingehalt von polymorphkernigen neutrophilen Granulozyten (PMN) stellt sie eines der am häufigsten vorkommenden Proteine dieser Zellen dar [1-4]. Nach deren Aktivierung wird sie hauptsächlich von diesen, aber in geringerem Maße auch von Monozyten und gewebsständigen Macrophagen sezerniert [1,5,6]. Bei der Abwehr von Mikroorganismen trägt sie zum sogenannten „oxidative burst" bei, indem sie hochreaktive Sauerstoffradikale produziert [1-4]. Hauptsächlich katalysiert sie die Umwandlung von Wasserstoffperoxid (H_2O_2) zu hypochlorischer Säure (HOCl-) [1,5,6].

1.2 Pathophysiologische Bedeutung von MPO bei der koronaren Herzkrankheit (KHK)

Neben ihrer physiologischen Rolle gibt es zunehmend Hinweise, dass die MPO auch an der Pathogenese der koronaren Herzkrankheit (KHK) beteiligt sein könnte. So liegt es nahe, dass auch die Eignung von MPO als zusätzliches diagnostisches Werkzeug bei der KHK, insbesondere bei akutem Koronarsyndrom (ACS) erforscht wurde. Verschiedene Arbeiten konnten für die Bestimmung des MPO Spiegels einen potenziellen Nutzen als prognostischen Parameter beschreiben.

1.2.1 Mechanismen bei der Pathogenese der Atherosklerose

Verschiedene Mechanismen wurden beschrieben, durch die MPO bei der Pathogenese der Athersklerose und möglicherweise bei der Plaqueruptur beim ACS beteiligt sein könnte [7-13]. Dabei steht die Hypothese einer MPO-assoziierten vermehrten Bildung von reaktiven Sauerstoffspezies (ROS) im Vordergrund [4,6,14,15].

Zum Einen wird vermutet, dass MPO die Bildung von oxidierten Low density Lipoproteinen [16] begünstigt und zur Akkumulation von dysfunktionellem High density Lipoprotein führen kann [17-20]. Des Weiteren wurde gezeigt, dass MPO am Katabolismus von Stickstoffmonoxid, einem wesentlichen Mediator der Vasodilatation, beteiligt ist [21,22]. Die MPO vermittelte Reduktion der Bioverfügbarkeit von NO könnte eine endotheliale Dysfunktion auslösen [22].

Obwohl die pathophysiologische Beteiligung von MPO bei der Atherosklerose nur lückenhaft bekannt ist, könnte MPO durch Induktion einer Endotheldysfunktion und inflammatorischer Vorgänge im Plaque eine Plaqueruptur fördern. Letzteres ist ein entscheidender Schritt bei der Pathogenese eines ACS [23], zu dem MPO direkt beitragen kann, da neben MPO sezernierenden Leukozyten [24,25], auch freie MPO in ihrer enzymatisch aktiven Form in atheromatösen Plaques aus humanen Gefäßwänden isoliert werden konnte [26]. Dort kann sie durch Aktivierung von Matrix-Metalloproteasen [27,28] und der Produktion von hypochlorischer Säure (HOCl-), die in Endothelzellen eine Apoptose induzieren kann [15], direkt zur Destabilisierung der Kappe eines atheromatösen Plaques beitragen und durch verstärkte Freisetzung von endothelialem Gewebsfaktor die Thrombusbildung begünstigen [15,29].

1.2.2 Potenzial als diagnostischer Marker bei der KHK

Aufgrund der Möglichkeit einer pathophysiologischen Beteiligung von MPO bei der Genese der Atherosklerose, liegt es nahe, dass auch Untersuchungen zur Eignung von zirkulierender und im peripheren Blut bestimmbarer MPO als diagnostischem Biomarker bei atherosklerotischen Gefäßerkrankungen unternommen wurden. Dabei fanden sich erhöhte Blutkonzentrationen von MPO sowohl bei Patienten mit stabiler KHK [29-33], als auch bei ACS [29,31,33-36]. Ob die Bestimmung des MPO Spiegels bei ACS, zusätzlich zu den bekannten etablierten Myokardmarkern (insbesondere des Troponins T bzw. I), einen additiven Nutzen zur Diagnosestellung eines ACS hat, wird derzeit noch kontrovers diskutiert [13,29,37-40,41,42].

1.2.3 Potenzial als prognostischer Marker bei der KHK

Andere Studien gaben Anlass zu der Annahme, dass eine MPO Bestimmung ein nützlicher Baustein bei der Risikostratifizierung und der Prognose kardiovaskulärer Ereignisse sein könnte. So gingen erhöhte MPO Spiegel bei scheinbar gesunden Erwachsenen mit einem erhöhten Risiko für die Entwicklung einer KHK einher [43].

Ein besonderer Fokus ist die Rolle von MPO bei ACS: Bei Patienten, die sich mit Brustschmerz vorstellten, waren höhere MPO Plasmakonzentrationen prädiktiv für das Auftreten eines Myokardinfarkts bzw. kardialer Ereignisse [44,45]. Bei Patienten, bei denen bereits ein manifestes ACS vorlag, zeigte sich MPO prädiktiv für das Auftreten von künftigen kardialen Ereignissen [46], sowie für die Kurzzeit- [47] und Langzeit-Mortalität [48]. Dabei fanden sich positive Korrelationen mit weiteren inflammatorischen Markern, wie dem B-natriuretischem Peptid (BNP) [48-50] und dem C-reaktiven Protein (CRP) [51].

Jedoch konnte sich die Messung der MPO Konzentration zu prognostischen Zwecken in der klinischen Routine (noch) nicht durchsetzen und wird weiterhin zum Teil kontrovers diskutiert [13,52,53].

1.2.4 Rolle der zirkulierenden MPO bei der Diagnostik der KHK

Obwohl zahlreiche Studien belegen, dass zirkulierende MPO im peripheren Blutstrom bei Patienten mit KHK, insbesondere bei ACS, erhöht nachzuweisen ist, bleibt die Quelle der MPO letztlich unklar. Die bisherige Theorie ist, dass PMNs durch eine Plaqueruptur im Rahmen eines ACS [25,54] oder einer Verletzung der Gefäßwand durch eine Koronarintervention mit Stentimplantation (PCI) [55,56] lokal vermehrt aktiviert und rekrutiert werden und somit eine gesteigerte Sezernierung von MPO resultiert. In Anbetracht der Nachweisbarkeit von freier MPO in atherosklerotischen Plaques [26], ist allerdings auch eine direkte Freisetzung von MPO in den Blutstrom nach einer Verletzung von Koronarplaques durch eine PCI oder bei ACS denkbar.

Jedoch spielen PMNs auch eine bedeutende Rolle bei myokardialen Ischämie/Reperfusions-Reaktionen (I/R), indem sie durch diese aktiviert werden und durch Freisetzung verschiedener reaktiver Sauerstoffspezies (ROS), Proteinasen und Adhäsionsmoleküle und der dadurch hervorgerufenen Gewebeschädigung, zu einem sogenannten I/R-Schaden beitragen [57-59]. Bereits unmittelbar nach einer I/R Reaktion ließ sich eine vermehrte Adhäsion von PMNs an der Gefäßwand nachweisen [60,61]. Dies geht möglicherweise mit einer raschen Freisetzung von MPO in die Zirkulation einher. Ob dieses Phänomen auch bei einer transienten belastungsinduzierten myokardialen Ischämie zu beobachten ist, wurde bisher nicht untersucht.

2 Ziele dieser Untersuchung

Aufgrund dieser Überlegungen, sollte die vorliegende Studie untersuchen, unter welchen pathophysiologischen Umständen und aus welcher Quelle MPO bei der KHK in die Koronarstrombahn und schließlich in die systemische Zirkulation freigesetzt wird. Dazu sollten in Blutproben von verschiedenen Patientergruppen und in *in vitro* Experimenten folgende Fragestellungen überprüft werden:

- Wie hoch ist die Konzentration von zirkulierender MPO in verschiedenen Patientengruppen?

- Gibt es Hinweise für eine direkte Freisetzung von MPO aus atherosklerotischen Koronarplaques?

- Gibt es Hinweise darauf, dass MPO von PMNs sezerniert wird, die durch eine belastungsinduzierte Ischämie/Reperfusion-Reaktion in der Koronarstrombahn aktiviert wurden?

- Könnte MPO, bzw. die von ihr katalysierte Bildung von reaktiven Sauerstoffradikalen, die Thrombozytenaggregation steigern und somit möglicherweise prothrombotische Effekte im Rahmen eines akuten Koronarsyndroms ausüben?

3 Probanden, Methoden und Materialien

3.1 Probanden

3.1.1 Einschlusskriterien

Für diese Untersuchung wurden folgende Gruppen von Patienten mit KHK eingeschlossen:

1. Patienten mit Verdacht auf eine hämodynamisch relevante KHK, die einer Ischämiediagnostik mittels Belastungs-Myokardperfusionszintigrafie (MPS) zugeführt wurden. Bei Ischämie positiven Patienten wurde das Auftreten einer transienten Ischämie/Reperfusions-Reaktion erwartet.
2. Patienten mit symptomatischer, stabiler, angiografisch gesicherter KHK, die eine elektive perkutane Koronarintervention (PCI) mit Ballonangioplastie (PTCA) und Stentimplantation erhielten. Die daraus resultierende Läsion der Gefäßwand diente in dieser Studie als Modell für eine Plaqueruptur (via Ballondilatation und Stentimplantation).
3. Patienten mit einem ACS [ST-Strecken-Hebungsinfarkt (STEMI) oder Nicht-ST-Strecken-Hebungsinfarkt bzw. instabiler Angina pectoris (NSTEMI-ACS)], die mit einer primären Akut-PCI behandelt wurden, hier als ein Modell für eine Ischämie/Reperfusions-Reaktion (Reperfusion des betroffenen Gefäßes, entweder spontan oder durch die PCI) und eine Plaqueruptur (spontan als Auslöser des ACS bzw. via Ballondilatation und Stentimplantation).

Zusätzlich wurden augenscheinlich gesunde Probanden ohne relevante Vorerkrankungen, die für mindestens zwei Wochen keine Medikamente eingenommen hatten, als Kontrolle in die Untersuchung einbezogen.

Mit Ausnahme von zwei zusätzlichen Blutentnahmen wurden die diagnostischen und therapeutischen Maßnahmen an allen Patienten durch die Studie nicht beeinflusst. Sämtliche Prozeduren und Vorgehensweisen erfolgten im Einklang mit der Deklaration von Helsinki. Nachdem die hiesige Ethikkommission zu diesem Vorhaben ein positives Votum abgegeben hatte, wurden alle Patienten schriftlich und mündlich über Sinn und Zweck, sowie über mögliche Risiken der Studie aufgeklärt. Patienten wurden erst nach eigenhändiger Unterschrift der Einwilligungserklärung in die Studie aufgenommen.

3.1.2 Ausschlusskriterien

Von der Teilnahme an der Studie ausgeschlossen wurden Patienten, bei denen mindestens eines der folgenden Kriterien vorlag: Kardiale Revaskularisierung innerhalb des letzten Monats, Herzinsuffizienz der NYHA Klasse III und IV, schwere kardiale Vitien, eine immunsupprimierende Erkrankung oder immunsuppressive Therapie, akute oder chronische entzündliche Erkrankungen, schwere Leber- oder Nierenfunktionseinschränkungen und maligne Erkrankungen.

3.1.3 Patientengruppen und –anzahl

Insgesamt wurden prospektiv 311 konsekutive Patienten für die Studie befragt und deren Daten erhoben. Nach Überprüfung sämtlicher Ein- und Ausschlusskriterien wurden schließlich 192 Patienten in die Untersuchung eingeschlossen und deren Daten ausgewertet. Die Patienten teilten sich folgendermaßen auf die verschiedenen Gruppen auf: 76 Patienten mit Verdacht auf eine hämodynamisch relevante KHK, bei denen eine MPS durchgeführt wurde; 57 Patienten mit stabiler KHK, die eine elektive PCI erhielten; 59 Patienten mit ACS, die eine Akut-PCI erhielten und schließlich 12 gesunde Probanden.

3.2 Methoden

3.2.1 Belastungs-Myokardperfusionsszintigrafie

Alle Belastungs-Myokardperfusionsszintigrafien (MPS) wurden entsprechend den Empfehlungen des American College of Cardiology und der American Heart Association Task Force on Practice Guidlines durchgeführt [62]. Von allen Patienten wurde eine schriftliche Einwilligung zur Bereitschaft der Teilnahme an der Studie eingeholt. Die MPS wurde anhand eines Ein-Tages Protokolls für Belastungs- und Ruheuntersuchung durchgeführt. Als radioaktiver Tracer wurde routinemäßig ^{99m}Technetium^{2-} methoxyisobutylisonitril (^{99m}Tc-MIBI) verwendet. Für die Belastungsuntersuchung wurde eine gewichtsadaptierte Dosis von 4 MBq pro kg Körpergewicht (mindestens jedoch 300 MBq) ^{99m}Tc-MIBI appliziert, für die Ruheuntersuchung 10 MBq pro kg Körpergewicht (mindestens jedoch 700 MBq). Die Belastung erfolgte entweder auf dem Fahrradergometer oder pharmakologisch. Dabei wurde Dypiridamol mit einer Dosierung von 0,14 mg pro kg Körpergewicht pro Minute über 4 Minuten kontinuierlich intravenös verabreicht. Die Applikation des radioaktiven Tracers ^{99m}Tc-MIBI für die Belastungsuntersuchung erfolgte als Bolus etwa 30 Sekunden vor Abbruch der ergometrischen Belastung, bzw. 3 Minuten nach Ende der Infusion von Dypiridamol. Die Bildakquisation für die Belastungsuntersuchung erfolgte 45 bis 60 Minuten nach Belastungsende in SPECT (single photon emission computed tomography)-Technik. Die Applikation des Tracers für die Ruheuntersuchung erfolgte als Bolus etwa 120 Minuten nach Belastungsende, die Bildakquisation etwa 45 bis 60 Minuten danach. Anschließend wurden aus den Datensätzen computerbasiert transversal-oblique, sagittale und koronare Schnittbilder entlang der Herzachse rekonstruiert. Gleiche Schichten der verschiedenen Schnittebenen wurden getrennt nach Belastungs- und Ruheuntersuchung zur Auswertung zusammengefügt.

Zunächst erfolgte eine nicht quantitative Befundung und Einteilung der Patienten in Ischämie positiv und negativ. Der positive Nachweis einer belastungsinduzierten Myokardischämie wurde postuliert, wenn ein Perfusionsdefekt in der Belastungsuntersuchung auftrat, der sich in der Ruheuntersuchung reversibel darstellte. Als Ischämie negativ wurden diejenigen Untersuchungsergebnisse klassifiziert, die keine reversiblen Perfusionsdefekte, bzw. umschriebene Perfusionsdefekte an gleicher Lokalisation sowohl in der Belastungs-, als auch in der Ruheuntersuchung (entsprechend einer Myokardnarbe) aufwiesen. Die Erstellung der Befunde erfolgte für jede Untersuchung durch zwei erfahrene Nuklearmediziner, denen die übrigen Ergebnisse der Studie nicht bekannt waren.

Darüber hinaus wurde semiquantitativ das Ausmaß belastungsinduzierter Minderperfusion des linksventrikulären (LV) Myokards bestimmt. Diese Auswertung erfolgte computergestützt automatisiert mit der Perfit^{TM} (Hermes Medical Solutions Inc.) Software [63,64]. Die Ergebnisse wurden in Volumenprozent des ischämischen Areals des LV Myokards unter Belastung angegeben und in drei Kategorien unterteilt: keine relevante (< 5% LV), mäßige (5-10% LV) und schwere (> 10% LV) belastungsinduzierte Ischämie.

3.2.2 Koronarangiografie und perkutane Koronarintervention

Alle Koronarangiografien und perkutanen Koronarinterventionen (PCI) wurden nach den Richtlinien der Europäischen Gesellschaft für Kardiologie durchgeführt [65-67]. Die koronarangiografischen Befunde wurden jeweils von zwei erfahrenen Kardiologen, denen die übrigen Studienergebnisse nicht bekannt waren, unabhängig voneinander interpretiert.

Für die Koronarangiografien und PCIs wurde ein transfemoraler oder radialer Zugang über eine arterielle Schleuse (Größe 6F) etabliert. Unfraktioniertes Heparin wurde intravenös verabreicht, bis eine ACT (activated clotting time) von mehr als 250 Sekunden erreicht war. Vor der

Koronarintervention wurde intrakoronar 0,25 - 0,5 mg Nitroglycerin appliziert. Zur Implantation von Koronarstents wurde nach Ermessen des Untersuchers entweder eine Vordilatation (perkutane transluminale Ballonangioplastie, PTCA), oder eine direkte Stentimplantation durchgeführt. Bei unzureichender Stentexpansion (angiografisch bzw. im intravaskulären Ultraschall) erfolgte eine Nachdilatation. Unbeschichtete Stents (bare metal stents) oder Medikamente freisetzende Stents (drug eluting stents) wurden in Abhängigkeit von der klinischen Situation und nach den aktuellen Empfehlungen der kardiologischen Fachgesellschaften verwendet. Alle Patienten wurden mit einer dualen antithrombozytären Therapie, bestehend aus Acetylsalicylsäure (100 mg/d) und Clopidogrel (bei Erstbehandlung mit einer sog. „loading dose": 600 mg; Erhaltungsdosis: 75 mg/d) behandelt, sofern keine Kontraindikationen vorlagen.

3.2.3 Gewinnung und Präparation von Blutproben für die Bestimmung der MPO Plasmakonzentration

Zum Zwecke der Bestimmung der MPO Plasmakonzentration wurden mit Ethylendiamintetraessigsäure (EDTA) versetzte Blutproben verwendet. Dafür wurden je 7,5 ml Blut in ein mit 12 mg EDTA befülltes Probenbehältnis (Monovettenm, Fa. Sarstedt) abgezogen. Die Blutentnahmen bei Patienten zur MPS und bei gesunden Probanden erfolgten aus einer peripheren Vene. Bei Patienten, die eine PCI erhielten, wurden die Blutproben aus der arteriellen Schleuse entnommen.

Die Blutentnahmen bei der MPS wurden jeweils direkt vor, sowie 45 bis 60 Minuten nach Ende des Belastungstests durchgeführt. Die Blutproben im Herzkatheterlabor wurden direkt vor der Stentimplantation und 45 bis 60 Minuten nach der PCI entnommen. Alle Blutproben wurden sofort nach der Abnahme auf Eis gekühlt und innerhalb einer Stunde bei 4 °C für 15 Minuten mit 1500 g zentrifugiert. Die Plasmaüberstände wurden abpipettiert und die Plasmaproben bei -80 °C bis zur weiteren Analyse aufbewahrt.

3.2.4 Bestimmung der MPO Plasmakonzentration mittels ELISA

Die Bestimmung der MPO Plasmakonzentration erfolgte mittels eines kommerziell erhältlichen enzyme linked immunosorbent assays (ELISA). Dabei wurde nach der Vorgaben des Herstellers (Immundiagnostik AG, Bensheim, Deutschland) vorgegangen. Das Testprinzip basierte auf der sogenannten „Sandwich"-ELISA Technik. Dabei wurden zwei polyklonale Antikörper vom Kaninchen gegen humane MPO verwendet. Die Vertiefungen (wells) von 96-well Mikrotiterplatten waren mit hochaffinen anti-human MPO Antikörper beschichtet. Darauf wurden die Proben der Patienten pipettiert. In diesem Inkubationsschritt wurde die im Plasma vorhandene MPO durch die anti-human MPO Antikörper gebunden. In einem zweiten Inkubationsschritt erfolgte die Markierung mit einem Peroxidase-gekoppelten MPO Zweitantikörper. Nach mehrfachem Waschen der Mikrotiterplatten wurde Tetramethylbenzidin als Substrat der Peroxidase zugegeben, die zu einem Farbumschlag von Blau nach Gelb führte. Diese enzymatische Reaktion wurde nach 20 Minuten durch Zugabe von verdünnter Schwefelsäure unterbrochen. Die Lichttransmission dieser chromogenen Lösung ist der MPO Konzentration direkt proportional. Die Lichtabsorption wurde direkt nach Beendigung der Farbreaktion in einem Mikrotiterplattenphotometer („Sunrise", Tecan) gemessen. Mit Hilfe von standardisierten Lösungen mit einer definierten MPO Konzentration wurde eine Eichreihe erstellt, anhand derer die MPO Plasmakonzentrationen in den Proben der Patienten ermittelt wurde. Sämtliche Messungen wurden als Doppelbestimmungen durchgeführt und die Mittelwerte berechnet. Die MPO Plasmakonzentration wurde in ng/ml angegeben.

3.2.5 Gewinnung und Präparation von Blutproben für die Thrombozytenaggregometrie

Für die in vitro Experimenten zur möglichen Beeinflussung der Thrombozytenaggregation durch MPO wurden von gesunden freiwilligen Probanden ohne relevante Vorerkrankungen, die für mindestens 14 Tage keinerlei Medikamente eingenommen hatten, Blutproben (20 ml Citrat-antikoaguliertes Blut, Monovettenm, Fa. Sarstedt) aus einer peripheren Vene entnommen. Zur Gewinnung von plättchenreichem Plasma (PRP) wurden die Citrat-Blutproben unmittelbar nach der Entnahme bei 37 °C für 10 Minuten bei 1800 g zentrifugiert. Zur Verwendung als PRP wurden nur die obersten zwei Drittel des Überstandes abpipettiert, um eine Kontamination mit Leukozyten zu vermeiden. Um plättchenfreies Plasma (PPP) zu erhalten, wurden 1,5 ml PRP bei 37 °C für 5 Minuten bei 5000 g zentrifugiert und wiederum nur die obersten zwei Drittel des Überstandes verwendet.

3.2.6 Messung der Thrombozytenaggregation mittels Lichttransmissionsaggregometrie nach Born

Die Messung der Thrombozytenaggregation erfolgte nach der von Born beschriebenen Methode der Lichttransmissionsaggregometrie [68]. Dabei wurde in einem Aggregometer („Model 700", Chrono-Log), einem speziellen Photometer, die Lichtdurchlässigkeit des PRP gemessen. Durch Zugabe eines spezifischen Aktivators wurde die thrombozytäre Aggregation gestartet. Nach Bildung von Thrombozytenagglutinaten stieg die Lichtdurchlässigkeit des PRP. Die Änderung der Lichtdurchlässigkeit wurde als Kurve über der Zeit dargestellt. Als Referenz wurde die Lichtdurchlässigkeit des PPP verwendet. Alle Messungen erfolgten als Doppelbestimmungen und die Mittelwerte wurden berechnet. Die Ergebnisse wurden als Prozent der maximalen Aggregation angeben.

Um den Effekt einer MPO-vermittelten Aktivierung von Thrombozyten über eine vermehrte Bildung von reaktiven Sauerstoffradikalen zu untersuchen, wurden verschiedene in vitro Versuchsansätze unternommen. Dafür wurde gereinigte, enzymatisch aktive MPO (2 mU) mit ihrem Substrat Wasserstoffperoxid (H_2O_2, 220 µM) versetzt und die Stärke der Thrombozytenaggregation bestimmt. Als bei der Aggregometrie nach Born standardmäßigem Aktivator für die Thrombozytenaggregation wurde Adenosindiphosphat (ADP, 4 µM) verwendet.

3.2.7 Statistische Auswertung

Zum Vergleich zweier Kollektive mit normal verteilten Werten wurde der t-Test verwendet. Wenn keine Normalverteilung vorlag, wurde eine Rangsummenanalyse mittels U-Test nach Wilcoxon-Mann-Whitney heran gezogen. Das Vorliegen einer Normalverteilung wurde mit dem Kolmogorov-Smirnov Test überprüft. Für Vergleiche innerhalb derselben Probandengruppen („davor versus danach") wurde der gepaarte t-Test verwendet. Zum Vergleich von mehr als zwei Kollektiven erfolgte eine ANOVA Varianzanalyse. Für kategorische Variablen wurde ein chi-square Test verwendet. Ein statistisch signifikanter Unterschied wurde für p-Werte<0,05 angenommen. Die Daten wurden in der Regel als Mittelwert mit dem zugehörigen Standardfehler angegeben.

Alle statistischen Berechnungen wurden mit der Software SigmaPlot mit SigmaStat Integration Version 10.0 (Systat Software Inc.) für Windows[®] durchgeführt.

3.3 Liste der Materialen

- ELISA Kit: MPO, Fa. Immundiagnostik AG, Bensheim, Deutschland
- Mikrotiterplattenphotometer: „Sunrise", Fa. Tecan Group Ltd, Männedorf, Schweiz
- Aggregometer: „Model 700" (2-Kanal), Chrono-Log Corp., Havertown, PA, USA
- Pipetten: Einkanal: 0,5-10µl; 10-100µl; 100-1000µl; 8-fach Mehrkanal: 0,1-100µl; Fa. Eppendorf AG, Hamburg, Deutschland
- Reagenzien: MPO, H_2O_2 und ADP, Fa. Sigma-Aldrich GmbH, Steinheim, Deutschland
- Blutprobengefäße: EDTA und Citrat Monovetten, Fa. Sarstedt AG & Co., Nümbrecht, Deutschland

4 Ergebnisse

4.1 Patientencharakteristika

Von initial insgesamt 311 evaluierten Patienten, wurden nach Berücksichtung aller Ein- und Ausschlusskriterien, schließlich die Daten von 192 Patienten analysiert. Die klinischen Basisdaten der verschiedenen Patientengruppen zum Zeitpunkt des Einschlusses in die Studie sind in Tabelle 1 aufgelistet. Es ergaben sich folgende signifikante Unterschiede zwischen den verschiedenen Gruppen:

Die Patienten, die sich mit einem ACS präsentierten, waren durchschnittlich jünger als Patienten mit Verdacht auf eine KHK, die einer MPS zugeführt wurden. An kardiovaskulären Krankheiten und Ereignissen fanden sich bei den Patienten mit bekannter KHK, die aktuell eine elektive Koronarintervention erhielten, öfter frühere kardiale Revaskularisierungen (sowohl PCIs, als auch aortokoronare Bypassoperationen). In beiden Patientengruppen mit bekannter KHK (elektive PCI und ACS) lag eine höhere Prävalenz einer linksventrikulären Pumpfunktionseinschränkung vor. Patienten mit einem ACS wiesen ein höheres kardiovaskuläres Risikoprofil auf: Sie waren häufiger Raucher und wiesen im Schnitt höhere LDL Werte als die beiden anderen Gruppen und niedrigere HDL Werte als die Patienten mit Verdacht auf eine KHK auf. Als einziger weiterer signifikanter Unterschied der klinischen Laboranalysen fand sich in der ACS Kohorte naturgemäß eine gering erhöhte Leukozytenanzahl im Blutbild. Die medikamentöse Therapie unterschied sich im Wesentlichen dahingehend, dass die Patienten mit gesicherter KHK (elektive PCI und ACS) häufiger beta-Blocker, ACE-Hemmer bzw. Angiotensin-Rezeptorblocker, Statine, ASS und Clopidogrel erhielten. Kalziumantagonisten, sowie Schleifen- und Thiaziddiuretike kamen häufiger bei Patienten mit KHK-Verdacht und stabiler KHK zur Anwendung.

	MPS	Stabile KHK	ACS	p
Anzahl	76	57	59	-
weiblich	29 (38%)	20 (35%)	17 (29%)	0,52
Alter	68 ± 1	67 ± 1	63 ± 1	0,02*
Kardiovaskuläre Anamnese				
Früherer Myokardinfarkt	16 (21%)	19 (33%)	10 (17%)	0,09
Frühere PCI	18 (24%)	34 (60%)	7 (12%)	<0,01*
Frühere aortokoronare Bypass OP	7 (9%)	12 (21%)	2 (3%)	<0,01*
Eingeschränkte LV-Funktion	5 (7%)	10 (18%)	13 (22%)	0,03*
Früherer Schlaganfall	6 (8%)	6 (11%)	4 (7%)	0,74
pAVK	12 (16%)	11 (19%)	6 (10%)	0,38
Arterielle Hypertonie	58 (76%)	46 (81%)	38 (64%)	0,11
Diabetes mellitus	26 (34%)	25 (44%)	14 (24%)	0,07
Hyperlipidämie	38 (50%)	36 (63%)	36 (61%)	0,25
Rauchen	17 (22%)	15 (26%)	31 (53%)	<0,01*
Medikamentöse Therapie				
Beta Blocker	55 (72%)	52 (91%)	54 (92%)	<0,01*
ACE-Hemmer / ARB	55 (72%)	49 (86%)	57 (97%)	<0,01*
Kalziumkanalblocker	15 (20%)	14 (25%)	1 (2%)	<0,01*
Diuretika	35 (46%)	31 (54%)	16 (27%)	<0,01*
Aldosteronantagonisten	3 (4%)	2 (4%)	2 (3%)	0,99
Statine	45 (59%)	42 (74%)	50 (85%)	<0,01*
Aspirin	48 (63%)	53 (93%)	58 (98%)	<0,01*
Clopidogrel	19 (25%)	57 (100%)	57 (97%)	<0,01*
Laborwerte				
Leukozyten [G/l]	6,9 ± 0,2	6,8 ± 0,3	10,2 ± 4,4	<0,01*
Hämoglobin [g/dl]	13,9 ± 0,2	14,0 ± 0,2	14,4 ± 1,8	0,07
Thrombozyten [G/l]	234 ± 8	215 ± 7	232 ± 8	0,20
Troponin T positiv (n)	-	-	33 (56%)	-
C-reaktives Protein [mg/dl]	0,61 ± 0,13	0,34 ± 0,10	0,85 ± 0,20	0,05
Cholesterin [mg/dl]	193 ± 5	189 ± 7	204 ± 6	0,16
LDL [mg/dl]	113 ± 4	99 ± 6	131 ± 6	<0,01*
HDL [mg/dl]	52 ± 2	49 ± 3	46 ± 3	0,04*
Triglyzeride [mg/dl]	143 ± 9	257 ± 63	145 ± 14	0,72
Kreatinin [mg/dl]	1,0 ± 0,03	1,0 ± 0,04	1,0 ± 0,04	0,73

Tabelle 1: Patientencharakteristika

pAVK: periphere arterielle Verschlusskrankheit; ACE: angiotensin converting enzyme; ARB: Angiotensin-Rezeptorblocker; LDL: low density lipoprotein; HDL: high density lipoprotein; Troponin T positiv: 4-fache Erhöhung über den Normwert (0,010 ng/ml)

4.2 MPO Plasmakonzentration

4.2.1 Basale MPO Plasmakonzentration

Die Messungen der basalen MPO Plasmakonzentrationen vor Durchführung der Ischämietests bzw. Koronarinterventionen sind in Tabelle 2 aufgelistet. Die MPO Plasmakonzentration der gesunden Probanden unterschieden sich nicht wesentlich von den Patienten der Kohorte mit Verdacht auf KHK, die einer Ischämiediagnostik mittels MPS zugeführt wurden (26 ± 2 vs. 28 ± 2 ng/ml; p=0,75) (→ Abbildung 1). Demgegenüber war die MPO Plasmakonzentration bei gesicherter KHK deutlich erhöht. Patienten mit stabiler KHK hatten eine etwa um das 3-fache erhöhte MPO Konzentration (83 ± 8 vs. 26 ± 2 bzw. 28 ± 2 ng/ml; p<0,01), während ACS Patienten einen ca. 4,5-fach erhöhten Wert aufwiesen (131 ± 14 vs. 26 ± 2 bzw. 28 ± 2 ng/ml; p<0,01). Selbst gegenüber Patienten mit stabiler KHK war die MPO Konzentration bei ACS noch signifikant erhöht (131 ± 14 vs. 83 ± 8 ng/ml; p<0,03) (→ Abbildung 1).

	Gesunde Probanden (n=12)	MPS (n=76)	Stabile KHK (n=57)	ACS (n=59)	p
MPO [ng/ml]	26 ± 2	28 ± 2	83 ± 8	131 ± 14	< 0,01 bzw. 0,03 (ACS vs. stabile KHK)

Tabelle 2: Basale MPO Plasmakonzentrationen

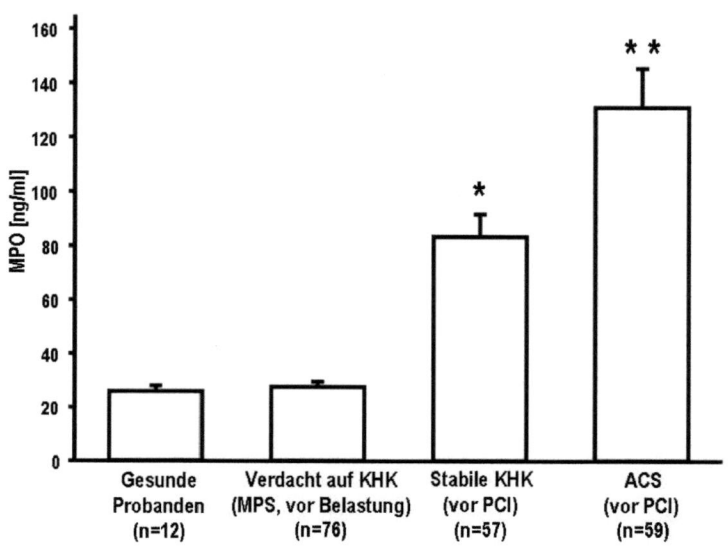

Abbildung 1: Basale MPO Plasmakonzentrationen

Patienten mit gesicherter KHK wiesen einen höheren MPO Spiegel als die gesunden Probanden (83 ± 8 bzw.131 ± 14 vs. 26 ± 2 ng/ml; p<0,01) und die Patienten mit Verdacht auf KHK (83 ± 8 bzw.131 ± 14 vs. 28 ± 2 ng/ml; p<0,01) auf. Bei ACS war die MPO Konzentration nochmals signifikant höher als bei Patienten mit stabiler KHK (131 ± 14 vs. 83 ± 8 ng/ml; p=0,03). Die MPO Konzentration der gesunden Probanden und der Patienten mit Verdacht auf KHK unterschieden sich nicht (26 ± 2 vs. 28 ± 2 ng/ml; p=0,75).

4.2.2 Einfluss von Koronarinterventionen auf die MPO Konzentration

In beiden Patientengruppen mit angiografisch gesicherter KHK, elektiver PCI bei stabiler KHK bzw. Akut-PCI bei Patienten mit ACS, zeigte sich zeitnah nach der PCI jeweils ein deutlicher MPO Anstieg in der peripheren Zirkulation. Bei Patienten, die eine elektive Stentimplantation erhielten, stieg die MPO Konzentration im Mittel um das 2-fache im Vergleich zum Ausgangswert an (83 ± 8 vs. 108 ± 8 ng/ml (199 ± 25 % der Kontrolle); p<0,01). Bei den Patienten, die aufgrund eines ACS eine notfallmäßige Koronarangiografie und PCI erhielten, ließ sich ein etwa 2,5-facher Anstieg verzeichnen (131 ± 14 vs. 170 ± 12 ng/ml (248 ± 33 % der Kontrolle); p<0,01) (→ Abbildung 2).

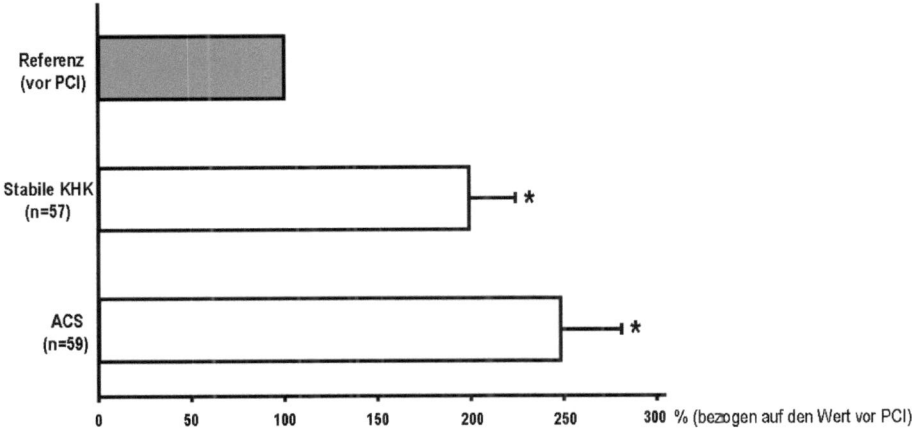

Abbildung 2: MPO Anstieg nach PCI

Unmittelbar nach PCI fand sich sowohl bei Patienten, die eine elektive Stentimplantation erhielten (83 ± 8 vs. 108 ± 8 ng/ml (199 ± 25 % der Kontrolle); p<0,01), als auch bei Patienten mit ACS (131 ± 14 vs. 170 ± 12 ng/ml (248 ± 33 % der Kontrolle); p<0,01) ein deutlicher Anstieg der MPO Plasmakonzentration im peripheren Blutstrom.

4.2.3 Einfluss einer belastungsinduzierten transienten Myokardischämie auf die MPO Konzentration

Bei Patienten, die sich aufgrund des Verdachts auf eine KHK einem Ischämietest mittels MPS unterzogen, wurde durch die visuelle Befundinterpretation bei 50 % der Patienten eine reversible belastungsinduzierte Myokardischämie diagnostiziert (→ Tabelle 3). Bemerkenswerterweise war die basale MPO Konzentration bei denjenigen Patienten mit positivem Ischämienachweis bereits vor dem Belastungstest höher als bei Patienten, die keine Ischämie aufwiesen (24 ± 3 vs. 32 ± 3 ng/ml; p=0,03). Allerdings zeigte sich, dass die Belastung selbst, unabhängig davon, ob mit (32 ± 3 vs. 31 ± 3 ng/ml; p=0,87) oder ohne (24 ± 3 vs. 24 ± 3 ng/ml; p=0,55) belastungsinduzierter Ischämie, keinen zusätzlichen Anstieg des MPO Spiegels induzierte (→ Abbildung 3).

Die semiquantitative Auswertung der Befunde der MPS erlaubte eine Analyse der MPO Konzentration in Abhängigkeit von der Ausdehnung der belastungsinduzierten LV Ischämie (→ Tabelle 4). Lag eine schwere Ischämie (>10% des LV Myokards) vor, so war der MPO Spiegel bereits vor, sowie auch nach dem Belastungstest, höher als bei Patienten ohne Ischämienachweis (37 ± 5 vs. 26 ± 2 ng/ml; p=0,03 bzw. 36 ± 5 vs. 25 ± 2 ng/ml; p=0,03). Jedoch fand sich auch bei der semiquantitativen Analyse des Ausmaßes der Ischämie, ebenfalls kein Hinweis für eine belastungsabhängige Steigerung der Plasmakonzentration von MPO (<5%: 26 ± 2 vs. 25 ± 2 ng/ml; p=0,40 bzw. 5-10%: 24 ± 4 vs. 27 ± 4 ng/ml; p=0,33 bzw. >10%: 37 ± 5 vs. 36 ± 5 ng/ml; p=0,33) (→ Abbildung 4).

		Ohne Ischämienachweis (n=38)	Ischämie positiv (n=38)	p
MPO [ng/ml]	vor Belastung	24 ± 3	32 ± 3	0,03*
	nach Belastung	24 ± 3	31 ± 3	0,07
	p	0,55	0,87	

Tabelle 3: MPO Konzentration und belastungsinduzierte Ischämie nach MPS entsprechend der visuellen Befundinterpretation

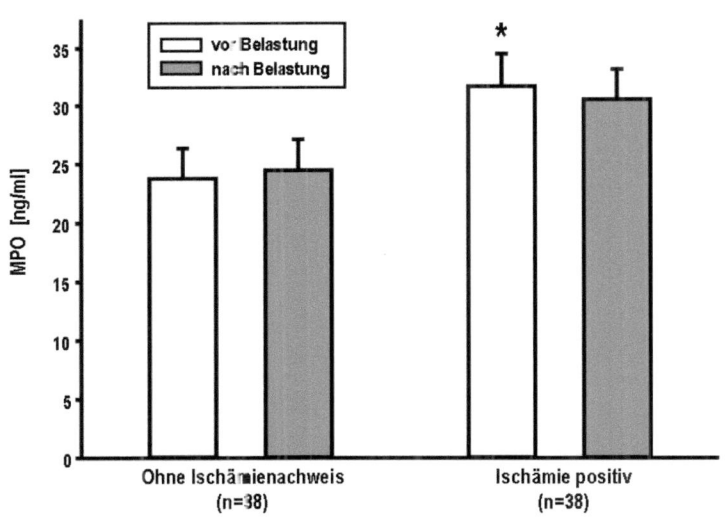

Abbildung 3: Kein MPO Anstieg nach belastungsinduzierter Ischämie

Sowohl bei Patienten ohne belastungsinduzierter Myokardischämie (24 ± 3 vs. 24 ± 3 ng/ml; p=0,55) entsprechend der visuellen Befundinterpretation, als auch bei Patienten mit positivem Ischämienachweis (32 ± 3 vs. 31 ± 3 ng/ml; p=0,87), ließ sich keine signifikante Änderung der MPO Spiegel nach dem Belastungstest objektivieren. Jedoch wiesen Patienten mit belastungsinduzierter Ischämie einen höheren MPO Ausgangswert auf (24 ± 3 vs. 32 ± 3 ng/ml; p=0,03). Nach Belastung war dieser Unterschied rechnerisch nicht mehr signifikant (24 ± 3 vs. 31 ± 3 ng/ml; p=0,07).

		Keine Ischämie: < 5% LV (n=44)	Mäßige Ischämie: 5-10% LV (n=16)	Schwere Ischämie: > 10% LV (n=16)	p
MPO [ng/ml]	vor Belastung	26 ± 2	24 ± 4	37 ± 5	0,03*
	nach Belastung	25 ± 2	27 ± 4	36 ± 5	0,03*
	p	0,40	0,33	0,69	

Tabelle 4: MPO Konzentration und belastungsinduzierte Ischämie nach MPS entsprechend der semiquantitativen Auswertung

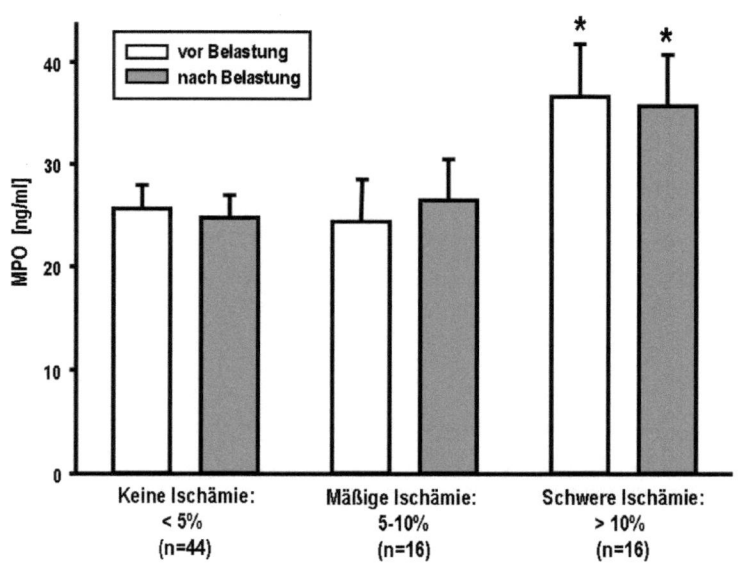

Abbildung 4: MPO Konzentration in Abhängigkeit des Ausmaßes der belastungsinduzierten Ischämie

Patienten mit ausgedehnter belastungsinduzierter Ischämie (>10% des LV Myokards entsprechend der semiquantitativen Auswertung) wiesen sowohl vor, als auch nach dem Belastungstest eine höhere MPO Konzentration als Patienten ohne Ischämienachweis (<5%) auf (37 ± 5 vs. 26 ± 2 ng/ml; p=0,03 bzw. 36 ± 5 vs. 25 ± 2 ng/ml; p=0,03). Allerdings fand sich unabhängig von der Ausdehnung der Ischämie, keine (<5%: 26 ± 2 vs. 25 ± 2 ng/ml; p=0,40), mäßige (5-10%: 24 ± 4 vs. 27 ± 4 ng/ml; p=0,33) oder schwere (>10%: 37 ± 5 vs. 36 ± 5 ng/ml; p=0,33), keine relevante Änderung der MPO Konzentration nach der Belastungsuntersuchung.

4.2.4 Einfluss des Ausmaßes der Myokardischämie bzw. des Infarktgefäßes auf die MPO Konzentration bei ACS

Bei Patienten mit ACS wurde eine differenzielle Analyse durchgeführt, um eine mögliche Korrelation der MPO Konzentration mit dem Ausmaß der Myokardischämie oder dem Infarktgefäß zu überprüfen. Dafür wurden folgende Parameter untersucht: Vorliegen eines ST-Strecken-Hebungsinfarkt (STEMI), oder eines Nicht-ST-Strecken-Hebungs-ACS (NSTEMI-ACS), Abhängigkeit vom Koronarstromgebiet [linke Koronararterie mit LAD (left anterior descending artery) bzw. LCX (left circumflex artery) oder rechte Koronarie (RCA)], oder ob initial ein hoher Troponin T Wert vorlag (Troponin T positiv: 4-facher Anstieg über die Norm (0,010 ng/ml). Wie in Abbildung 5 gezeigt, waren keine signifikanten Differenzen der MPO Konzentrationen zu objektivieren: STEMI (n=24) vs. NSTEMI-ACS (n=35): 131 ± 20 vs. 131 ± 20 ng/ml; p=0,73. LAD (n=29) vs. LCX (n=11) vs. RCA (n=19): 128 ± 18 vs. 104 ± 24 vs. 152 ± 32 ng/ml; p=0,51. Troponin T positiv (n=33) vs. negativ (n=26): 134 ± 19 vs. 127 ± 22 ng/ml; p=0,65.

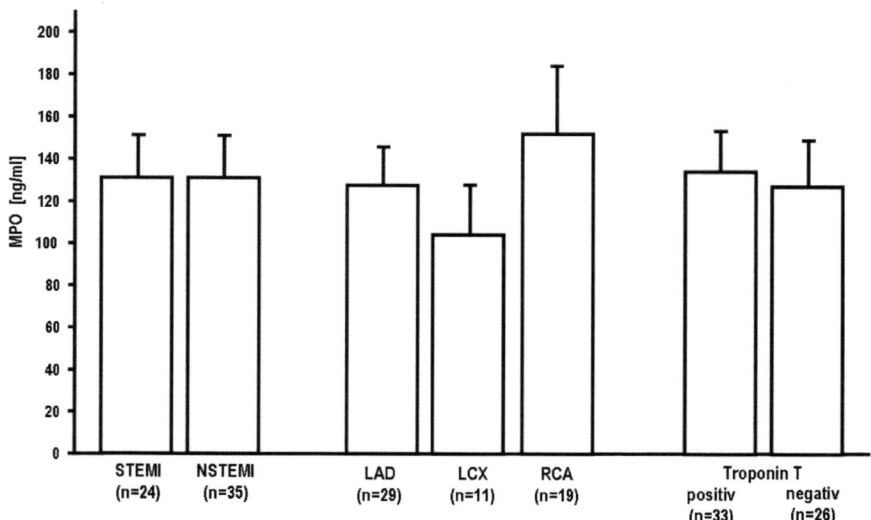

Abbildung 5: ACS Subgruppen

Bei ACS gab es keine Unterschiede in der MPO Konzentration zwischen Patienten mit STEMI vs. NSTEMI-ACS (131 ± 20 vs. 131 ± 20 ng/ml; p=0,73), dem betroffenem Koronaratromgebiet (LAD vs. LCX vs. RCA: 128 ± 18 vs. 104 ± 24 vs. 152 ± 32 ng/ml; p=0,51) oder einer Troponin T Erhöhung (Troponin T positiv vs. negativ: 134 ± 19 vs. 127 ± 22 ng/ml; p=0,65).

STEMI: ST-Strecken-Hebungsinfarkt; NSTEMI-ACS: Nicht-ST-Strecken-Hebungs-ACS; LAD: left anterior descending artery; LCX: left circumflex artery; RCA: right coronary artery; Troponin T positiv: 4-fache Erhöhung über den Normwert (0,010 ng/ml)

4.3 Einfluss von MPO auf die Thrombozytenaggregation in vitro

In verschiedenen Testansätzen wurde eine mögliche thrombogene Eigenschaft von MPO mittels Lichttransmissionsaggregometrie nach Born überprüft. Eine Übersicht der Mittelwerte, der im jeweiligen Testansatz induzierten Thrombozytenaggregation, ist in Tabelle 5 aufgeführt.

Während die isolierte Zugabe von MPO oder H_2O_2 jeweils zu keiner messbaren Aktivierung von Thrombozyten führte (→ Abbildung 6 B, C), induzierte der typische Plättchenaktivator Adenosindiphosphat (ADP) eine deutliche Aggregation (Positivkontrolle) (→ Abbildung 6 A). Die sequenzielle Hinzugabe von MPO nach der Aktivierung durch ADP hatte keinen zusätzlichen steigernden Effekt auf die Thrombozytenaggregation im Vergleich zur alleinigen Aktivierung mit ADP (24 ± 2 vs. 25 ± 2 %; p=0,68) (→ Abbildung 6 D). Dagegen war mit H_2O_2 eine zusätzliche Thrombozytenaktivierung nachzuweisen (45 ± 3 vs. 25 ± 2 %; p<0,01) (→ Abbildung 6 E). Verglichen dazu, ließ sich durch gemeinsame Inkubation mit MPO und H_2O_2 keine weitere Steigerung der Thrombozytenaggregation erreichen (45 ± 3 vs. 45 ± 3 %; p=0,86) (→ Abbildung 6 F).

	ADP (n=10)	MPO (n=10)	H_2O_2 (n=10)	ADP+MPO (n=10)	ADP+H_2O_2 (n=16)	ADP+MPO+H_2O_2 (n=16)
% der max. Aggregation	25 ±2	3± 2	2 ± 2	24 ± 2	45 ± 3	45 ± 3

Tabelle 5: Thrombozytenaggregometrie nach Born

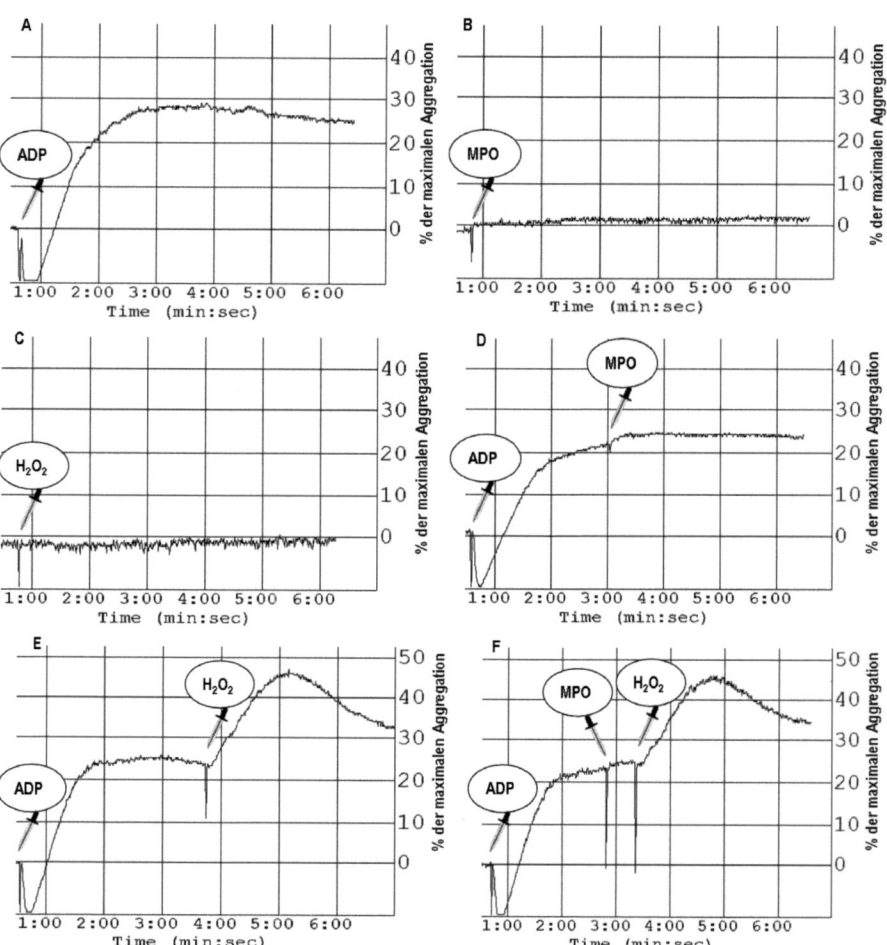

Abbildung 6 A-F: Thrombozytenaggregometrie nach Born

A: Thrombozytenaggregation nach standardmäßiger Aktivierung mit ADP (Positivkontolle). **B-C:** Keine messbare Aggregation induzierbar durch MPO oder H_2O_2. **D:** MPO bewirkte keine Steigerung der Aggregation zusätzlich zu ADP. **E:** H_2O_2 hatte einen additiven Effekt auf die Aggregation verglichen mit der alleinigen Thrombozytenaktivierung durch ADP (45 ± 3 vs. 25 ± 2 %; p<0,01). **F:** Eine sequenzielle Aktivierung mit ADP, MPO und H_2O_2 führte zu keiner stärkeren Aggregation als eine Kombination von ADP und H_2O_2 (45 ± 3 vs. 45 ± 3 %; p=0,86).

Die Graphen stellen exemplarisch ausgewählte Messungen dar und entsprechen nicht dem statistischen Mittel. ADP: Adenosindiphosphat; H_2O_2: Wasserstoffperoxid

5 Diskussion

5.1 Quelle der zirkulierenden MPO

Das Hauptziel dieser Arbeit war zu untersuchen, ob zirkulierende MPO, neben ihrer Sekretion durch PMNs, auch aus der atherosklerotischen Plaque oder durch eine belastungsinduzierte I/R-Reaktion freigesetzt werden kann. Die vorliegenden Befunde deuten darauf hin, dass MPO eher aus der Plaque selbst stammt und nicht durch eine Aktivierung von PMNs über eine transiente I/R-Reaktion vermehrt in die Zirkulation freigesetzt wird.

5.1.1 Erhöhte systemische MPO Konzentration bei ACS

Bei Patienten mit ACS war der MPO Spiegel gegenüber den anderen untersuchten Kollektiven einschließlich den Patienten mit angiografisch gesicherter, stabiler KHK, deutlich erhöht. Bekanntermaßen kommt es bei einem ACS zur Ruptur bzw. Erosion eines instabilen Plaques [23], der freie, enzymatisch aktive MPO enthält [26]. Eine histopathologische Studie an Gefäßwänden von Koronarien aus Patienten mit ACS fand bei rupturierten Plaques eine deutlich dichtere Infiltration mit PMNs, an deren Proteingehalt MPO eine großen Anteil hat, als bei erodierten Plaques [24].

Jedoch fanden Ferrante und Kollegen höhere systemische MPO Konzentrationen bei Patienten mit erodierten Plaques im Vergleich zu rupturierten [69]. Zwei weitere Untersuchungen konnten bei ACS einen verminderten intrazellulären MPO Gehalt in PMNs, als Hinweis auf eine gesteigerte Leukozytenaktivierung nachweisen [10,54]. Allerdings fand sich in selektiven, dem linken bzw. rechten Koronarstromgebiet entsprechenden Blutproben, ein verminderter intrazellulärer MPO Gehalt, unabhängig davon, ob die für das ACS verantwortliche Läsion in der linken oder rechten Koronarie lokalisiert war [10]. Daher lässt sich nicht ausschließen, dass erhöhte MPO Konzentrationen bei akuten Koronarsyndromen auch einer vermehrten Sezernierung durch PMNs, die durch eine koronaren I/R-Reaktion aktiviert wurden [57,58], geschuldet sind.

5.1.2 MPO Freisetzung unmittelbar nach PCI

Für eine Freisetzung von MPO wiederum direkt aus der Koronarplaque spricht auch die Beobachtung, dass die systemische MPO Plasmakonzentration zeitnah nach PCI einen deutlichen Anstieg aufwies. Dies galt sowohl für stabile Patienten mit elektiver PCI, die einen etwa 2-fachen MPO Anstieg aufwiesen, als auch für Patienten mit ACS, bei denen der Anstieg rund das 2,5-fache betrug. Eine Koronarintervention mit Ballondilatation und Stentimplantation, wobei es regelhaft zu einer Verletzung der Gefäßwand und Freilegung subendothelialer Strukturen im Bereich atherosklerotischer Plaque kommt, wurde hier als Modell für eine Plaqueruptur angesehen. Bei anderen Studien mit ähnlichem Setting fand sich ebenfalls ein MPO Anstieg nach PCI bei stabilen Patienten [55,56,70]. Während in einer Untersuchung ein MPO Anstieg sowohl bei stabiler KHK, als auch bei Patienten mit instabiler Angina pectoris beobachtet werden konnte [55], fand sich in einer weiteren Arbeit sehr wohl ein Anstieg bei stabiler KHK, nicht jedoch, wenn ein akuter Myokardinfarkt vorlag [70]. Diese diskrepanten Ergebnisse könnten mit der Heterogenität von Patienten mit ACS (STEMI vs. NSTEMI-ACS) erklärt werden bzw. in Problemen bei der Präanalytik begründet sein (→ Abschnitt 5.5.1).

Als Ursache für den MPO Anstieg nach PCI wäre grundsätzlich auch eine gesteigerte Rekrutierung und Aktivierung von Leukozyten durch die Freilegung subendothelialer Strukturen mit Expression von Adhäsionsmolekülen denkbar [71-73]. Allerdings bleibt fraglich, ob dies allein tatsächlich zu einem so raschen und unmittelbaren Anstieg nach PCI führen kann.

5.2 Eignung als diagnostischer Biomarker bei KHK

5.2.1 Assoziation der MPO Konzentration mit dem Ausmaß der koronaren Plaquelast und dem klinischen Schweregrad einer KHK

Aus den vorliegenden Ergebnissen ergeben sich weiterhin Hinweise darauf, dass die in der peripheren Zirkulation messbare MPO Konzentration mit der Ausdehnung der koronaren, atherosklerotischen Plaquelast und dem klinischen Schweregrad einer KHK assoziiert ist: Bei Patienten mit angiografisch dokumentierter, klinisch stabiler KHK wurden höhere MPO Werte gefunden, als bei augenscheinlich gesunden Probanden und Patienten mit Verdacht auf das Vorliegen einer stenosierenden KHK. Im Akut-Stadium einer KHK, bei Patienten, die sich mit einem ACS präsentierten, war die periphere MPO Konzentration nochmals signifikant höher. Darüber hinaus fand sich ein erhöhter basaler MPO Spiegel bei einem positivem Ischämienachweis mittels Belastungstest (MPS), verglichen zu Patienten, bei denen eine belastungsinduzierte Myokardischämie und somit relevante Koronarstenosen ausgeschlossen werden konnten.

Es gibt bisher nur wenige vergleichbare Daten zu den verschiedenen Ausprägungsformen der KHK. In einer Studie mit verschiedenen Patientenkollektiven, die alle eine Koronarangiografie erhielten, wurden – entsprechend den hier vorliegenden Befunden – jeweils höhere MPO Konzentrationen beobachtet bei Patienten mit ACS, als bei Patienten mit stabiler KHK bzw. mit unauffälligem koronarangiografischem Befund [31]. Zudem wurden in dieser Arbeit nochmals signifikant höhere MPO Werte bei STEMI als bei NSTEMI-ACS gemessen. Diese Differenz war in der vorliegenden Untersuchung nicht objektivierbar.

Gleichwohl existieren für die Situation bei ACS noch diskrepante Ergebnisse. In Übereinstimmung mit den hier vorliegenden Ergebnissen, fanden auch de Azevedo et al. keine positive Korrelation zwischen MPO und Troponin Werten [74]. In derselben Arbeit fand sich auch keine Assoziation des MPO Spiegels mit der angiografischen Schwere der KHK entsprechend einer Klassifikation nach Gensini [75]. Hingegen konnten Naruko und Kollegen an Patienten mit instabiler Angina pectoris eine Korrelation von höheren MPO Konzentrationen mit angiografisch komplexen Koronarläsionen im Gegensatz zu einfachen Läsionen (in Anlehnung an eine Graduierung nach Ambrose [76]) zeigen [77].

In der vorliegenden Untersuchung war die periphere systemische MPO Konzentration unabhängig von der Lokalisation des Infarktgefäßes. Andere Studien zeigten jedoch, dass mit Hilfe selektiver Blutentnahmen aus den Zielgefäßen eine signifikant höhere MPO Konzentrationen als in der peripheren Zirkulation gemessen werden kann [36,78].

Zusammengefasst weisen diese Beobachtungen auf einen positiven Zusammenhang des Gehalts an MPO in der Zirkulation und der Schwere der atherosklerotischen Veränderungen in den Koronararterien hin. Denkbar jedoch ist auch, dass eine größere Ausdehnung der Athersklerose eine gesteigerte entzündliche Aktivität bedingt und wiederholte transiente I/R-Reaktionen, z. B. im Rahmen von schweren Angina pectoris-Episoden auslöst. Beide pathophysiologischen Situation könnten eine vermehrte Leukozytenaktivierung und MPO Sezernierung zur Folge haben.

5.2.2 Überprüfung der MPO Freisetzung durch belastungsinduzierte Myokardischämie bzw. transiente I/R-Reaktion

Die vorliegenden Ergebnisse weisen darauf hin, dass eine transiente belastungsinduzierte Myokardischämie nicht zu einer gesteigerten MPO Freisetzung führt. Wie bereits beschrieben, war der MPO Spiegel bei denjenigen Patienten, bei denen eine Myokardischämie diagnostiziert wurde, bereits vor dem Belastungstest erhöht, jedoch zeigte sich kein zusätzlicher Anstieg der MPO Konzentration nach dem Auftreten der belastungsinduzierten Ischämie. Noch anschaulicher wird dies, durch Betrachtung der Kohorte mit schwerer (> 10% des LV Myokards) belastungsinduzierter Ischämie. Hier war die periphere MPO Konzentration sowohl vor, als auch nach der Belastungsuntersuchung höher als bei Patienten ohne Nachweis einer relevanten Ischämie (< 5% des LV Myokards). Jedoch ließ sich auch bei den Patienten mit schwerer Ischämie keine relevante Änderung des MPO Spiegels zwischen dem basalen Wert vor und der Messung nach dem Belastungstest objektivieren. Möglicherweise ist der aktivierende Stimulus auf PMNs durch eine belastungsinduzierte, transiente I/R-Reaktion, etwa im Vergleich zu einer I/R-Reaktion bei einer totalen Gefäßokklusion (STEMI), nicht stark genug, um eine vermehrte und im peripheren Blut detektierbare MPO Freisetzung auszulösen. In dieser Konstellation wäre allerdings mit den hier verwendeten Methoden eine Differenzierung der Quelle von MPO – Plaqueruptur versus I/R-Reaktion – nicht möglich.

In der Literatur existieren kaum vergleichbaren Daten zur Dynamik der MPO Konzentration bei klinischen Untersuchungen zum Nachweis einer Myokardischämie. Für B-natriuretisches Peptid (BNP), dessen Bestimmung derzeit klinisch v. a. bei der Herzinsuffizienz von Bedeutung ist, konnte eine gesteigerte Freisetzung nach positivem Ischämienachweis durch einen Belastungstest gezeigt werden [79,80]. Wiersma und Kollegen fanden kürzlich keine Assoziation zwischen MPO und pathologischen Befunden in der MPS [81]. Allerdings wurden in dieser Studie nur Patienten mit einer Diabetes mellitus Typ II Erkrankung untersucht und noch entscheidender, es erfolgten keine seriellen Blutentnahmen und MPO Bestimmungen, was erst die Detektion eines Anstiegs der MPO Konzentration, bedingt durch eine belastungsinduzierte I/R-Reaktion, ermöglicht hätte. Bemerkenswerterweise fanden Biasucci et al., die den intrazellulären MPO Gehalt in PMNs als Maß der Leukozytenaktivierung untersuchten, keinen Hinweis auf eine vermehrte MPO Freisetzung durch I/R-Reaktionen. Zwar war der intrazelluläre MPO Gehalt bei ACS vermindert (durch vermehrte Sezernierung als Hinweis auf eine gesteigerte Aktivierung), nicht jedoch nach Angina pectoris-Episoden bei stabiler KHK und Patienten mit positivem Ischämienachweis in einem Belastungstest [54].

Unter diesen Gesichtspunkten scheint MPO als Biomarker zur Diagnostik (vorübergehender) myokardialer Ischämien derzeit nicht in Frage zu kommen. Trotzdem könnte MPO als Indikator für das Ausmaß koronarer atherosklerotischer Veränderungen und der Diagnostik des akuten Koronarsyndroms für klinische Fragestellungen von Relevanz sein. Wie eingangs erwähnt, ist dies derzeit noch Gegenstand intensiver Forschungen und wird teilweise kontrovers diskutiert. [13,34,37-40,41,42,82-85].

5.3 Überprüfung einer gesteigerten Thrombozytenaggregation durch MPO *in vitro*

Da die Thrombozytenaktivierung und Thrombusbildung bei der Pathogenese des ACS eine wichtige Rolle spielt [23] und gezeigt werden konnte, das reaktive Sauerstoffmoleküle (ROS) die Thrombozytenaggregation steigern können [86,87], lag es nahe zu untersuchen, ob MPO selbst, das wie beschrieben bei einem ACS vermehrt nachweisbar ist und an seiner Pathogenese beteiligt zu sein scheint [15,29], einen zusätzlichen steigernden Effekt auf die Thrombozytenaggregation haben könnte [5,6]. Allerdings ließ sich in der vorgelegten Arbeit in verschiedenen Versuchsansätzen mit enzymatisch aktiver MPO und einem ihrer Substrate (Wasserstoffperoxid) eine vermehrte Thrombozytenaggregation in vitro nicht nachweisen. Die Versuche erfolgten nach dem derzeitigen Gold-Standard der Plättchenaggregometrie, der Lichtrransmissionsaggregometire nach Born [68], wobei die Messung in Leukozyten-depletiertem Plättchen-reichem Plasma erfolgen. Möglicherweise könnten zukünftige Versuche mit neueren Verfahren zur Bestimmung der Thrombozytenaggregation, wie beispielsweise dem Prinzip der Impedanzaggregometrie [88] differenzierte Ergebnisse liefern. Bei der sogenannten „Multiplen-Elektroden-Impedanzaggregometrie" erfolgt die Messung der Aggregation in, lediglich mit physiologischer Kochsalzlösung verdünntem Vollblut [89]. Durch Stimulierung von PMNs zur Sezernierung von

MPO, könnte ihr Einfluss auf Thrombozyten dabei in einem „physiologischeren" Milieu beobachtet werden.

5.4 Limitationen dieser Untersuchung

Schließlich sind bei der Interpretation der Ergebnisse der vorliegenden Untersuchung einige Einschränkungen zu bedenken:

5.4.1 Freisetzung von MPO durch Heparin

In Studien an Patienten, die mit Hämodialyse behandelt wurden [90,91], oder eine Koronarangiografie erhielten [56,92-94], wurde nach intravenöser Verabreichung von unfraktioniertem [56,91-93] oder niedermolekularem [94] Heparin ein Anstieg der MPO Plasmakonzentration beobachtet, der durch die Freisetzung von an der Gefäßwand adhärenter MPO erklärt wird [92,94]. Daher kann nicht ausgeschlossen werden, dass es sich bei den erhöht gemessenen MPO Werten von Patienten, die eine Koronarangiografie und – Intervention erhielten, um eine zumindest teilweise Heparin-assoziierte Erhöhung des MPO Plasmaspiegel handelt. Im klinischen Alltag erscheint es schwer möglich Blutproben vor der Heparingabe zu akquirieren, da z. B. bei Patienten mit einem ACS, es aus ethischer Sich nicht möglich ist, die Heparingabe im Notarztwagen oder in der Notaufnahme zu verwehren [66,67].

Nichtsdestotrotz zeigte sich in Studien, die den Anstieg des MPO Spiegels nach der Verabfolgung von Heparin systematisch untersuchten, dass der markante Anstieg der MPO Plasmakonzentration nicht gänzlich auf die Heparinwirkung zurückzuführen sein kann: Bei Patienten mit angiografisch nachgewiesener KHK stieg die MPO Plasmakonzentration nach Herparingabe stärker an, als bei Patienten mit unauffälligen Koronarangiografien [92]. Bei Patienten mit stabiler KHK fand sich über den separat quantifizierten MPO Anstieg nach Heparingabe, noch ein weiterer

Anstieg nach Verletzung der Gefäßwand via PCI [56]. Lag ein STEMI vor, führte Heparin ebenfalls zu einem Anstieg des systemischen MPO Spiegels; durch selektive Blutentnahme aus den Koronararterien, ließ sich im Infarktgefäß allerdings lokal nochmals eine höhere MPO Konzentration nachweisen [36]. Die Verwendung von Bivalirudin, einem direkten Thrombininhibitor, als Antikoagulanz bei der PCI, führte zu keinem systemischen Anstieg der MPO Konzentration, weder bei Patienten mit stabiler KHK, noch bei Vorliegen eines STEMI [36,95]; im Infarktgefäß war jedoch wiederum eine erhöhte MPO Konzentration zu objektivieren [36]. Somit scheinen erhöhte MPO Konzentrationen, zumindest bei ACS, nicht allein auf eine „artifizielle" Freisetzung durch Heparin zurückzuführen zu sein.

5.4.2 Messung der MPO Konzentration in der peripheren Zirkulation

Anhand der genannten Beispiele wird deutlich, dass die Bestimmung der MPO Konzentration aus selektiven Blutproben aus den Koronararterien zusätzliche Hinweise, nicht nur auf die Bedeutung des Infarktgefäßes, sondern eventuell auch auf die Art und Ausdehnung der Koronarplaques geben könnte. Zusammen mit ergänzender Bildgebung zur Angiografie, wie z. B. dem intravaskulärem Ultraschall (IVUS), der optischen Kohärenz-Tomografie (OCT) oder der Koronar-Computertomografie, ließen sich Korrelationen der lokalen MPO Konzentration mit der Komplexität und Beschaffenheit von atherosklerotischen Gefäßläsionen überprüfen.

Die Tatsache, dass in der vorliegenden Studie die MPO Plasmakonzentration ausschließlich in peripheren Blutproben bestimmt wurde, könnte eine weitere Ursache dafür sein, dass sich nach einer transienten belastungsinduzierten Myokardischämie keine Dynamik des MPO Spiegels beobachten ließ. Mittels Messung der arteriellen MPO Konzentration aus der proximalen Aorta ascendens und der venösen aus dem Koronarsinus lässt sich ein trans-koronarer MPO-Konzentrations-Gradient erstellen [10,56]. Durch Bestimmung eines solchen trans-koronaren

Gradienten und der selektiven Messung der lokalen MPO Konzentration in den Koronararterien, hätte sich möglicherweise eine belastungsinduzierte I/R-Reaktion assoziierte Differenz objektiveren lassen. Jedoch wäre ein solches Vorgehen im Rahmen der Ischämiediagnostik in der klinischen Routine nicht praktikabel.

5.4.3 Fehlende Standardisierung der MPO Messung

Zusätzlich zum Ort der Blutentnahme spielen noch weitere Faktoren eine wichtige Rolle bei der Analytik des MPO Spiegels [96]. So fanden sich bei Patienten mit STEMI Tageszeit abhängige Schwankungen der MPO Konzentration [83]. Auch die Präanalytik hat beachtenswerten Einfluss. Entsprechend dem Vorgehen in dieser Studie, scheint eine Lagerung der Blutproben bei -20 bis -80 °C, zumindest über einen Zeitraum von 6 Monaten, unproblematisch [97]. Als Antikoagulanz scheint die hier benutzte Ethylendiamintetraessigsäure (EDTA) gegenüber einer Verwendung von Heparin oder Citrat empfehlenswert [98,99]. Darüber hinaus fehlt bisher ein allgemein anerkannter definierter Normbereich für die MPO Plasmakonzentration. Daher wurden in dieser Arbeit überwiegend Vergleiche zwischen verschiedenen Kollektiven angestellt und gesunde Probanden als Kontrollgruppe zusätzlich berücksichtigt. Vor einer Etablierung der MPO Bestimmung im klinischen Alltag, ist eine Standardisierung und Harmonisierung der (Prä-)Analytik und der Definition eines Referenzbereichs zwingend.

6 Zusammenfassung

Myeloperoxidase (MPO), ein Enzym das hauptsächlich aus aktivierten polymorphkernigen neutrophilen Granulozyten (PMN) stammt, ist physiologischerweise ein wichtiger Bestandteil der angeborenen zellulären Immunantwort. Pathophysiologische Bedeutung wird ihr bei der Pathogenese der Atherosklerose zugeschrieben. Zu den identifizierten Mechanismen zählen die Generierung von dysfunktionellen Lipoproteinen durch Oxidation, die Aggravierung einer Endotheldysfunktion durch Katabolismus von Stickstoffmonoxid und die Destabilisierung atheromatöser Plaques durch Aktivierung von Matrix-Metalloproteasen.

Während die MPO Plasmakonzentration bei Vorliegen einer koronaren Herzerkrankung (KHK) generell erhöht ist, werden die höchsten MPO Werte bei Patienten mit akutem Koronarsyndrom (ACS) gemessen. Bei Patienten mit einem ACS scheinen hohe MPO Konzentrationen mit einem erhöhten Risiko für kardiale Ereignisse und einer schlechteren Prognose vergesellschaftet zu sein, während bei koronargesunden Probanden höhere MPO Werte ein erhöhtes Risiko für das zukünftige Auftreten einer koronaren Herzerkrankung zu haben scheinen. Daher wird MPO als vielversprechender Biomarker zur Diagnostik und Risikostratifizierung bei der KHK und insbesondere beim ACS betrachtet.

Die vorgelegte Arbeit beschäftigte sich mit den pathophysiologischen Grundlagen der MPO Freisetzung, insbesondere mit dem Umstand der Freisetzung von MPO aus PMNs. Bisher ist nämlich nicht geklärt, ob die im (peripheren) Blutstrom zirkulierende MPO direkt aus in der atherosklerotischen (Koronar-)Plaque lokalisierten PNMs freigesetzt wird. Alternativ könnte eine transiente Myokardischämie über eine Ischämie/Reperfusions (I/R)-Reaktion eine Aktivierung von PMNs in der peripheren Zirkulation auslösen, die dann konsekutiv zu einer vermehrten MPO Sezernierung führen kann.

Zur Klärung dieser Fragen erfolgte die Bestimmung der MPO Plasmakonzentrationen in unterschiedlichen Patientengruppen mit Modellcharakter: Patienten mit Verdacht auf eine hämodynamisch relevante KHK, die einer Belastungs-Myokardszinitgrafie (MPS) zugeführt wurden (milde I/R-Reaktion); Patienten mit angiografisch gesicherter KHK mit geplanter elektiver Koronarintervention (PCI) (Plaqueruptur durch Ballondilatation); sowie Patienten mit einem ACS, die eine notfallmäßige Akut-Koronarintervention erhielten (I/R-Reaktion und Plaqueruptur). Als Kontrollgruppe wurden augenscheinlich gesunde, freiwillige Probanden miteinbezogen. Bei allen Patientengruppen wurden longitudinale Messungen der MPO Plasmakonzentration vorgenommen. Es wurden die basale und die MPO Konzentration nach Ischämietestung bzw. Koronarintervention mittels standardisierten ELISA Messungen bestimmt. Um zu untersuchen, ob die freigesetzte MPO an der instabilen Koronarplaque pathophysiologisch bei einer Thrombozytenaktivierung involviert ist, wurden zusätzlich unter *in vitro* Bedingungen, die Effekte von MPO auf die Thrombozytenagreggation mittels der Lichttransmissionsaggregometrie nach Born gemessen.

Die basale MPO Plasmakonzentrationen von Patienten mit Verdacht auf eine KHK (vor MPS) und gesunden Probanden unterschieden sich nicht wesentlich (26 ± 2 vs. 28 ± 2 ng/ml; p=0,75). Demgegenüber war die MPO Plasmakonzentrationen bei Patienten mit angiografisch gesicherter KHK (elektive PCI und ACS) signifikant erhöht (83 ± 8 vs. 26 ± 2 bzw. 28 ± 2 ng/ml; p<0,01 und 131 ± 14 vs. 26 ± 2 bzw. 28 ± 2 ng/ml; p<0,01). Dabei wiesen Patienten mit einem ACS nochmals deutlich höhere MPO Werte auf, als Patienten mit stabiler KHK (131 ± 14 vs. 83 ± 8 ng/ml; p<0,03). Bei Patienten mit einer Koronarintervention (elektive und akute Eingriffe als Modell für eine Plaqueruptur) fand sich bereits ca. 10-30 Minuten nach der Ballondilatation ein 2- bzw. 2,5-facher Anstieg der MPO Konzentration (83 ± 8 vs. 108 ± 8 ng/ml; p<0,01 bzw. 131 ± 14 vs. 170 ± 12 ng/ml; p<0,01).

Bei Patienten mit Verdacht auf eine KHK und positivem Ischämienachweis in der MPS (Modell für I/R-Reaktion), war die MPO Plasmakonzentration bereits vor Durchführung der Belastungsuntersuchung signifikant höher, als bei Patienten ohne nachweisbare belastungsinduzierte Myokardischämie (24 ± 3 vs. 32 ± 3 ng/ml; p=0,03). Allerdings fand sich kein zusätzlicher Anstieg der MPO Konzentration bei Patienten mit positivem Ischämienachweis unter Belastung (32 ± 3 vs. 31 ± 3 ng/ml; p=0,87). Auch fand sich bei Patienten mit einem ACS keine Korrelation zwischen der Ausdehnung der Myokardischämie (ST-Hebungsinfarkt vs. Nicht ST-Hebungs-ACS) und der Höhe der MPO Plasmakonzentration.

Die *in vitro* Versuche an isolierten humanen Thrombozyten zeigten insgesamt, dass die Anwesenheit von enzymatisch aktiver MPO und ihres Haupt-Substrates (Wasserstoffperoxid), zumindest nicht zu einer weiteren Verstärkung der Sauerstoffradikal-induzierten Thrombozytenaktivierung führt.

Die Ergebnisse der vorliegenden Studie erlauben folgende Schlussfolgerungen: Die positive Korrelation zwischen einer erhöhten MPO Plasmakonzentration und dem Schweregrad einer koronaren Herzerkrankung findet Bestätigung. Als Quelle der in die Zirkulation freigesetzten MPO können aktivierte PMNs in atherosklerotischen (Koronar-) Plaques vermutet werden. Nach einer Plaqueruptur (Verletzung durch eine Koronarintervention oder im Rahmen eines ACS) werden lokale, wandständige PMNs aktiviert und sezernieren vermehrt MPO in die Umgebung. Die Untersuchungsergebnisse weisen weiterhin darauf hin, dass eine Aktivierung von PMNs in der Mikrozirkulation im Rahmen einer Ischämie/Reperfusions-Reaktion hingegen nicht maßgeblich zu einer MPO Freisetzung beiträgt.

MPO könnte daher als diagnostischer Marker für den Schweregrad einer koronaren Herzerkrankung und das Ausmaß der Atherosklerose angesehen werden. MPO scheint jedoch keinen diagnostischen Nutzen als ein sensitiver Indikator für eine transiente Myokardischämie zu besitzen. Obwohl die MPO einen attraktiven Biomarker für bestimmte Patienten mit KHK darstellen könnte, scheint aufgrund der methodischen Problematik bei der Analytik der MPO-Plasmakonzentration eine valide Standardisierung der Messmethode notwendig zu sein.

7 Literaturverzeichnis

1. Klebanoff SJ. Myeloperoxidase: friend and foe. *J Leukoc Biol 2005*; 77:598-625.
2. Arnhold J. Properties, functions, and secretion of human myeloperoxidase. *Biochemistry (Mosc) 2004*; 69:4-9.
3. Arnhold J, Flemmig J. Human myeloperoxidase in innate and acquired immunity. *Arch Biochem Biophys 2010*; 500:92-106.
4. Winterbourn CC, Vissers MC, Kettle AJ. Myeloperoxidase. *Curr Opin Hematol 2000*; 7:53-8.
5. Winterbourn CC, Kettle AJ. Biomarkers of myeloperoxidase-derived hypochlorous acid. *Free Radic Biol Med 2000*; 29:403-9.
6. Pattison DI, Davies MJ, Hawkins CL. Reactions and reactivity of myeloperoxidase-derived oxidants: differential biological effects of hypochlorous and hypothiocyanous acids. *Free Radic Res 2012* [Epup ahead of print].
7. Nicholls SJ, Hazen SL. Myeloperoxidase and cardiovascular disease. *Arterioscler Thromb Vasc Biol 2005*; 25:1102-11.
8. Nicholls SJ, Hazen SL. The role of myeloperoxidase in the pathogenesis of coronary artery disease. *Jpn J Infect Dis 2004*; 57:S21-2.
9. Hazen SL. Myeloperoxidase and plaque vulnerability. *Arterioscler Thromb Vasc Biol 2004*; 24:1143-6.
10. Buffon A, Biasucci LM, Liuzzo G, D'Onofrio G, Crea F, Maseri A. Widespread coronary inflammation in unstable angina. *N Engl J Med 2002*; 347:5-12.
11. Brennan ML, Hazen SL. Emerging role of myeloperoxidase and oxidant stress markers in cardiovascular risk assessment. *Curr Opin Lipidol 2003*; 14:353-9.

12. Roman RM, Wendland AE, Polanczyk CA. Myeloperoxidase and coronary arterial disease: from research to clinical practice. *Arq Bras Cardiol 2008*; 91:e11-9.
13. Schindhelm RK, van der Zwan LP, Teerlink T, Scheffer PG. Myeloperoxidase: a useful biomarker for cardiovascular disease risk stratification? *Clin Chem 2009*; 55:1462-70.
14. Podrez EA, Abu-Soud HM, Hazen SL. Myeloperoxidase-generated oxidants and atherosclerosis. *Free Radic Biol Med 2000*; 28:1717-25.
15. Sugiyama S, Kugiyama K, Aikawa M, Nakamura S, Ogawa H, Libby P. Hypochlorous acid, a macrophage product, induces endothelial apoptosis and tissue factor expression: involvement of myeloperoxidase-mediated oxidant in plaque erosion and thrombogenesis. *Arterioscler Thromb Vasc Biol 2004*; 24:1309-14.
16. Malle E, Marsche G, Arnhold J, Davies MJ. Modification of low-density lipoprotein by myeloperoxidase-derived oxidants and reagent hypochlorous acid. *Biochim Biophys Acta 2006*; 1761:392-415.
17. Nicholls SJ, Zheng L, Hazen SL. Formation of dysfunctional high-density lipoprotein by myeloperoxidase. *Trends Cardiovasc Med 2005*; 15:212-9.
18. Bergt C, Pennathur S, Fu X, Byun J, O'Brien K, McDonald TO, Singh P, Anantharamaiah GM, Chait A, Brunzell J, et al. The myeloperoxidase product hypochlorous acid oxidizes HDL in the human artery wall and impairs ABCA1-dependent cholesterol transport. *Proc Natl Acad Sci U S A 2004*; 101:13032-7.
19. Smith JD. Myeloperoxidase, inflammation, and dysfunctional high-density lipoprotein. *J Clin Lipidol 2010*; 4:382-8.
20. Shao B, Oda MN, Oram JF, Heinecke JW. Myeloperoxidase: an oxidative pathway for generating dysfunctional high-density lipoprotein. *Chem Res Toxicol 2010*; 23:447-54.
21. Eiserich JP, Baldus S, Brennan ML, Ma W, Zhang C, Tousson A, Castro L, Lusis AJ, Nauseef WM, White CR, et al. Myeloperoxidase, a leukocyte-derived vascular NO oxidase. *Science 2002*; 296:2391-4.

22. Baldus S, Heitzer T, Eiserich JP, Lau D, Mollnau H, Ortak M, Petri S, Goldmann B, Duchstein HJ, Berger J, et al. Myeloperoxidase enhances nitric oxide catabolism during myocardial ischemia and reperfusion. *Free Radic Biol Med 2004*; 37:902-11.
23. Libby P. Current concepts of the pathogenesis of the acute coronary syndromes. *Circulation 2001*; 104:365-72.
24. Naruko T, Ueda M, Haze K, van der Wal AC, van der Loos CM, Itoh A, Komatsu R, Ikura Y, Ogami M, Shimada Y, et al. Neutrophil infiltration of culprit lesions in acute coronary syndromes. *Circulation 2002*; 106:2894-900.
25. Sugiyama S, Okada Y, Sukhova GK, Virmani R, Heinecke JW, Libby P. Macrophage myeloperoxidase regulation by granulocyte macrophage colony-stimulating factor in human atherosclerosis and implications in acute coronary syndromes. *Am J Pathol 2001*; 158:879-91.
26. Daugherty A, Dunn JL, Rateri DL, Heinecke JW. Myeloperoxidase, a catalyst for lipoprotein oxidation, is expressed in human atherosclerotic lesions. *J Clin Invest 1994*; 94:437-44.
27. Fu X, Kassim SY, Parks WC, Heinecke JW. Hypochlorous acid oxygenates the cysteine switch domain of pro-matrilysin (MMP-7). A mechanism for matrix metalloproteinase activation and atherosclerotic plaque rupture by myeloperoxidase. *J Biol Chem 2001*; 276:41279-87.
28. Fu X, Kassim SY, Parks WC, Heinecke JW. Hypochlorous acid generated by myeloperoxidase modifies adjacent tryptophan and glycine residues in the catalytic domain of matrix metalloproteinase-7 (matrilysin): an oxidative mechanism for restraining proteolytic activity during inflammation. *J Biol Chem 2003*; 278:28403-9.
29. Pawlus J, Holub M, Kozuch M, Dabrowska M, Dobrzycki S. Serum myeloperoxidase levels and platelet activation parameters as diagnostic and prognostic markers in the course of coronary disease. *Int J Lab Hematol 2010*; 32:320-8.

30. Karakas M, Koenig W, Zierer A, Herder C, Rottbauer W, Baumert J, Meisinger C, Thorand B. Myeloperoxidase is associated with incident coronary heart disease independently of traditional risk factors: results from the MONICA/KORA Augsburg study. *J Intern Med 2011*; 271:43-50.
31. Ndrepepa G, Braun S, Mehilli J, von Beckerath N, Schomig A, Kastrati A. Myeloperoxidase level in patients with stable coronary artery disease and acute coronary syndromes. *Eur J Clin Invest 2008*; 38:90-6.
32. Zhang R, Brennan ML, Fu X, Aviles RJ, Pearce GL, Penn MS, Topol EJ, Sprecher DL, Hazen SL. Association between myeloperoxidase levels and risk of coronary artery disease. *JAMA 2001*; 286:2136-42.
33. Samsamshariat SZ, Basati G, Movahedian A, Pourfarzam M, Sarrafzadegan N. Elevated plasma myeloperoxidase levels in relation to circulating inflammatory markers in coronary artery disease. *Biomark Med 2011*; 5:377-85.
34. Liu C, Xie G, Huang W, Yang Y, Li P, Tu Z. Elevated Serum Myeloperoxidase Activities are Significantly Associated with the Prevalence of ACS and High LDL-C Levels in CHD Patients. *J Atheroscler Thromb 2012* [Epup ahead of print].
35. Sawicki M, Sypniewska G, Kozinski M, Gruszka M, Krintus M, Obonska K, Pilaczynska-Cemel M, Kubica J. Diagnostic efficacy of myeloperoxidase for the detection of acute coronary syndromes. *Eur J Clin Invest 2011*; 41:667-71.
36. Marshall CJ, Nallaratnam M, Mocatta T, Smyth D, Richards M, Elliott JM, Blake J, Winterbourn CC, Kettle AJ, McClean DR. Factors influencing local and systemic levels of plasma myeloperoxidase in ST-segment elevation acute myocardial infarction. *Am J Cardiol 2010*; 106:316-22.
37. Karakas M, Koenig W. Myeloperoxidase Production by Macrophage and Risk of Atherosclerosis. *Curr Atheroscler Rep 2012* [Epup ahead of print].

38. Kehl DW, Iqbal N, Fard A, Kipper BA, De La Parra Landa A, Maisel AS. Biomarkers in acute myocardial injury. *Transl Res 2012*; 159:252-64.
39. Rebeiz AG, Tamim HM, Sleiman RM, Abchee AG, Ibrahim Z, Khoury MY, Youhanna S, Skouri HN, Alam SE. Plasma myeloperoxidase concentration predicts the presence and severity of coronary disease in patients with chest pain and negative troponin-T. *Coron Artery Dis 2011*; 22:553-8.
40. Eggers KM, Dellborg M, Johnston N, Oldgren J, Swahn E, Venge P, Lindahl B. Myeloperoxidase is not useful for the early assessment of patients with chest pain. *Clin Biochem 2009*; 43:240-5.
41. Peacock WF, Nagurney J, Birkhahn R, Singer A, Shapiro N, Hollander J, Glynn T, Nowak R, Safdar B, Miller C, et al. Myeloperoxidase in the diagnosis of acute coronary syndromes: the importance of spectrum. *Am Heart J 2011*; 162:893-9.
42. Schaub N, Reichlin T, Meune C, Twerenbold R, Haaf P, Hochholzer W, Niederhauser N, Bosshard P, Stelzig C, Freese M, et al. Markers of plaque instability in the early diagnosis and risk stratification of acute myocardial infarction. *Clin Chem 2011*; 58:246-56.
43. Meuwese MC, Stroes ES, Hazen SL, van Miert JN, Kuivenhoven JA, Schaub RG, Wareham NJ, Luben R, Kastelein JJ, Khaw KT, et al. Serum myeloperoxidase levels are associated with the future risk of coronary artery disease in apparently healthy individuals: the EPIC-Norfolk Prospective Population Study. *J Am Coll Cardiol 2007*; 50:159-65.
44. Brennan ML, Penn MS, Van Lente F, Nambi V, Shishehbor MH, Aviles RJ, Goormastic M, Pepoy ML, McErlean ES, Topol EJ, et al. Prognostic value of myeloperoxidase in patients with chest pain. *N Engl J Med 2003*; 349:1595-604.
45. Nicholls SJ, Tang WH, Brennan D, Brennan ML, Mann S, Nissen SE, Hazen SL. Risk prediction with serial myeloperoxidase monitoring in patients with acute chest pain. *Clin Chem 2011*; 57:1762-70.

46. Baldus S, Heeschen C, Meinertz T, Zeiher AM, Eiserich JP, Munzel T, Simoons ML, Hamm CW. Myeloperoxidase serum levels predict risk in patients with acute coronary syndromes. *Circulation 2003*; 108:1440-5.
47. Stankovic S, Asanin M, Majkic-Singh N, Ignjatovic S, Mihailovic M, Nikolajevic I, Mrdovic I, Matic D, Savic L, Marinkovic J, et al. The usefulness of myeloperoxidase in prediction of in-hospital mortality in patients with ST-segment elevation myocardial infarction treated by primary percutaneous coronary intervention. *Clin Lab 2012*; 58:125-31.
48. Mocatta TJ, Pilbrow AP, Cameron VA, Senthilmohan R, Frampton CM, Richards AM, Winterbourn CC. Plasma concentrations of myeloperoxidase predict mortality after myocardial infarction. *J Am Coll Cardiol 2007*; 49:1993-2000.
49. Khan SQ, Kelly D, Quinn P, Davies JE, Ng LL. Myeloperoxidase aids prognostication together with N-terminal pro-B-type natriuretic peptide in high-risk patients with acute ST elevation myocardial infarction. *Heart 2007*; 93:826-31.
50. Morrow DA, Sabatine MS, Brennan ML, de Lemos JA, Murphy SA, Ruff CT, Rifai N, Cannon CP, Hazen SL. Concurrent evaluation of novel cardiac biomarkers in acute coronary syndrome: myeloperoxidase and soluble CD40 ligand and the risk of recurrent ischaemic events in TACTICS-TIMI 18. *Eur Heart J 2008*; 29:1096-102.
51. Heslop CL, Frohlich JJ, Hill JS. Myeloperoxidase and C-reactive protein have combined utility for long-term prediction of cardiovascular mortality after coronary angiography. *J Am Coll Cardiol 2010*; 55:1102-9.
52. Roman RM, Camargo PV, Borges FK, Rossini AP, Polanczyk CA. Prognostic value of myeloperoxidase in coronary artery disease: comparison of unstable and stable angina patients. *Coron Artery Dis 2010*; 21:129-36.

53. Stefanescu A, Braun S, Ndrepepa G, Koppara T, Pavaci H, Mehilli J, Schomig A, Kastrati A. Prognostic value of plasma myeloperoxidase concentration in patients with stable coronary artery disease. *Am Heart J 2008*; 155:356-60.
54. Biasucci LM, D'Onofrio G, Liuzzo G, Zini G, Monaco C, Caligiuri G, Tommasi M, Rebuzzi AG, Maseri A. Intracellular neutrophil myeloperoxidase is reduced in unstable angina and acute myocardial infarction, but its reduction is not related to ischemia. *J Am Coll Cardiol 1996*; 27:611-6.
55. Gach O, Nys M, Deby-Dupont G, Chapelle JP, Lamy M, Pierard LA, Legrand V. Acute neutrophil activation in direct stenting: comparison of stable and unstable angina patients. *Int J Cardiol 2006*; 112:59-65.
56. Rudolph V, Steven D, Gehling UM, Goldmann B, Rudolph TK, Friedrichs K, Meinertz T, Heitzer T, Baldus S. Coronary plaque injury triggers neutrophil activation in patients with coronary artery disease. *Free Radic Biol Med 2007*; 42:460-5.
57. Hansen PR. Role of neutrophils in myocardial ischemia and reperfusion. *Circulation 1995*; 91:1872-85.
58. Jordan JE, Zhao ZQ, Vinten-Johansen J. The role of neutrophils in myocardial ischemia-reperfusion injury. *Cardiovasc Res 1999*; 43:860-78.
59. Becker BF, Kupatt C, Massoudy P, Zahler S. Reactive oxygen species and nitric oxide in myocardial ischemia and reperfusion. *Z Kardiol 2000*; 89 Suppl 9:IX/88-91.
60. Kupatt C, Habazettl H, Becker BF, Boekstegers P. Endothelial activation--a strategic event during postischemic myocardial inflammation. *Z Kardiol 2000*; 89 Suppl 9:IX/96-100.
61. Kupatt C, Habazettl H, Goedecke A, Wolf DA, Zahler S, Boekstegers P, Kelly RA, Becker BF. Tumor necrosis factor-alpha contributes to ischemia- and reperfusion-induced endothelial activation in isolated hearts. *Circ Res 1999*; 84:392-400.

62. Klocke FJ, Baird MG, Lorell BH, Bateman TM, Messer JV, Berman DS, O'Gara PT, Carabello BA, Russell RO, Jr., Cerqueira MD, et al. ACC/AHA/ASNC guidelines for the clinical use of cardiac radionuclide imaging--executive summary: a report of the American College of Cardiology/American Heart Association Task Force on Practice Guidelines (ACC/AHA/ASNC Committee to Revise the 1995 Guidelines for the Clinical Use of Cardiac Radionuclide Imaging). *Circulation 2003*; 108:1404-18.

63. Slomka PJ, Hurwitz GA, Stephenson J, Cradduck T. Automated alignment and sizing of myocardial stress and rest scans to three-dimensional normal templates using an image registration algorithm. *J Nucl Med 1995*; 36:1115-22.

64. Slomka PJ, Hurwitz GA, St Clement G, Stephenson J. Three-dimensional demarcation of perfusion zones corresponding to specific coronary arteries: application for automated interpretation of myocardial SPECT. *J Nucl Med 1995*; 36:2120-6.

65. Silber S, Albertsson P, Aviles FF, Camici PG, Colombo A, Hamm C, Jorgensen E, Marco J, Nordrehaug JE, Ruzyllo W, et al. Guidelines for percutaneous coronary interventions. The Task Force for Percutaneous Coronary Interventions of the European Society of Cardiology. *Eur Heart J 2005*; 26:804-47.

66. Hamm CW, Bassand JP, Agewall S, Bax J, Boersma E, Bueno H, Caso P, Dudek D, Gielen S, Huber K, et al. ESC Guidelines for the management of acute coronary syndromes in patients presenting without persistent ST-segment elevation: The Task Force for the management of acute coronary syndromes (ACS) in patients presenting without persistent ST-segment elevation of the European Society of Cardiology (ESC). *Eur Heart J 2011*; 32:2999-3054.

67. Van de Werf F, Bax J, Betriu A, Blomstrom-Lundqvist C, Crea F, Falk V, Filippatos G, Fox K, Huber K, Kastrati A, et al. Management of acute myocardial infarction in patients presenting with persistent ST-segment elevation: the Task Force on the Management of ST-

Segment Elevation Acute Myocardial Infarction of the European Society of Cardiology. *Eur Heart J 2008*; 29:2909-45.

68. Born GV. Aggregation of blood platelets by adenosine diphosphate and its reversal. *Nature 1962*; 194:927-9.
69. Ferrante G, Nakano M, Prati F, Niccoli G, Mallus MT, Ramazzotti V, Montone RA, Kolodgie FD, Virmani R, Crea F. High levels of systemic myeloperoxidase are associated with coronary plaque erosion in patients with acute coronary syndromes: a clinicopathological study. *Circulation 2010*; 122:2505-13.
70. Aminian A, Boudjeltia KZ, Babar S, Van Antwerpen P, Lefebvre P, Crasset V, Leone A, Ducobu J, Friart A, Vanhaeverbeek M. Coronary stenting is associated with an acute increase in plasma myeloperoxidase in stable angina patients but not in patients with acute myocardial infarction. *Eur J Intern Med 2009*; 20:527-32.
71. De Servi S, Mazzone A, Ricevuti G, Fioravanti A, Bramucci E, Angoli L, Stefano G, Specchia G. Granulocyte activation after coronary angioplasty in humans. *Circulation 1990*; 82:140-6.
72. Cole CW, Hagen PO, Lucas JF, Mikat EM, O'Malley MK, Radic ZS, Makhoul RG, McCann RL. Association of polymorphonuclear leukocytes with sites of aortic catheter-induced injury in rabbits. *Atherosclerosis 1987*; 67:229-36.
73. Haught WH, Mansour M, Rothlein R, Kishimoto TK, Mainolfi EA, Hendricks JB, Hendricks C, Mehta JL. Alterations in circulating intercellular adhesion molecule-1 and L-selectin: further evidence for chronic inflammation in ischemic heart disease. *Am Heart J 1996*; 132:1-8.
74. de Azevedo Lucio E, Goncalves SC, Ribeiro JP, Nunes GL, de Oliveira JR, Araujo GN, Wainstein MV. Lack of association between plasma myeloperoxidase levels and angiographic severity of coronary artery disease in patients with acute coronary syndrome. *Inflamm Res 2010*; 60:137-42.

75. Gensini GG. A more meaningful scoring system for determining the severity of coronary heart disease. *Am J Cardiol 1983*; 51:606.
76. Ambrose JA, Winters SL, Stern A, Eng A, Teichholz LE, Gorlin R, Fuster V. Angiographic morphology and the pathogenesis of unstable angina pectoris. *J Am Coll Cardiol 1985*; 5:609-16.
77. Naruko T, Furukawa A, Yunoki K, Komatsu R, Nakagawa M, Matsumura Y, Shirai N, Sugioka K, Takagi M, Hozumi T, et al. Increased expression and plasma levels of myeloperoxidase are closely related to the presence of angiographically-detected complex lesion morphology in unstable angina. *Heart 2010*; 96:1716-22.
78. Funayama H, Ishikawa SE, Sugawara Y, Kubo N, Momomura S, Kawakami M. Myeloperoxidase may contribute to the no-reflow phenomenon in patients with acute myocardial infarction. *Int J Cardiol 2009*; 139:187-92.
79. Foote RS, Pearlman JD, Siegel AH, Yeo KT. Detection of exercise-induced ischemia by changes in B-type natriuretic peptides. *J Am Coll Cardiol 2004*; 44:1980-7.
80. Wiersma JJ, van der Zee PM, van Straalen JP, Fischer JC, van Eck-Smit BL, Tijssen JG, Trip MD, Piek JJ, Verberne HJ. NT-pro-BNP is associated with inducible myocardial ischemia in mildly symptomatic type 2 diabetic patients. *Int J Cardiol 2009*; 145:295-6.
81. Wiersma JJ, Verberne HJ, Meuwese MC, Stroes ES, van Miert JN, van Eck-Smit BL, Tijssen JG, Piek JJ, Trip MD. Myeloperoxidase is not associated with scintigraphic myocardial perfusion abnormalities in type 2 diabetic patients with mild stable anginal complaints. *Clin Chim Acta 2010*; 412:86-90.
82. Dominguez-Rodriguez A, Abreu-Gonzalez P. Myeloperoxidase in the acute coronary syndrome: equal concentrations at any time of day? *Int J Cardiol 2011*; 150:206-7.
83. Dominguez-Rodriguez A, Abreu-Gonzalez P, Kaski JC. Diurnal variation of circulating myeloperoxidase levels in patients with ST-

segment elevation myocardial infarction. *Int J Cardiol 2009*; 144:407-409.

84. Kubala L, Lu G, Baldus S, Berglund L, Eiserich JP. Plasma levels of myeloperoxidase are not elevated in patients with stable coronary artery disease. *Clin Chim Acta 2008*; 394:59-62.

85. Lee R. Myeloperoxidase as a Biomarker in Acute Coronary Syndrome: Beware of the Pitfalls. *Arch Med Res 2011*; 42:641.

86. Krotz F, Sohn HY, Gloe T, Zahler S, Riexinger T, Schiele TM, Becker BF, Theisen K, Klauss V, Pohl U. NAD(P)H oxidase-dependent platelet superoxide anion release increases platelet recruitment. *Blood 2002*; 100:917-924.

87. Krotz F, Sohn HY, Pohl U. Reactive oxygen species: players in the platelet game. *Arterioscler Thromb Vasc Biol 2004*; 24:1988-96.

88. Cardinal DC, Flower RJ. The electronic aggregometer: a novel device for assessing platelet behavior in blood. *J Pharmacol Methods 1980*; 3:135-58.

89. Toth O, Calatzis A, Penz S, Losonczy H, Siess W. Multiple electrode aggregometry: a new device to measure platelet aggregation in whole blood. *Thromb Haemost 2006*; 96:781-8.

90. Borawski J. Myeloperoxidase as a marker of hemodialysis biocompatibility and oxidative stress: the underestimated modifying effects of heparin. *Am J Kidney Dis 2006*; 47:37-41.

91. Borawski J, Naumnik B, Rydzewska-Rosolowska A, Mysliwiec M. Myeloperoxidase up-regulation during haemodialysis: is heparin the missing link? *Nephrol Dial Transplant 2006*; 21:1128; author reply 1128-30.

92. Baldus S, Rudolph V, Roiss M, Ito WD, Rudolph TK, Eiserich JP, Sydow K, Lau D, Szocs K, Klinke A, et al. Heparins increase endothelial nitric oxide bioavailability by liberating vessel-immobilized myeloperoxidase. *Circulation 2006*; 113:1871-8.

93. Li G, Keenan AC, Young JC, Hall MJ, Pamuklar Z, Ohman EM, Steinhubl SR, Smyth SS. Effects of unfractionated heparin and

glycoprotein IIb/IIIa antagonists versus bivalirdin on myeloperoxidase release from neutrophils. *Arterioscler Thromb Vasc Biol 2007*; 27:1850-6.

94. Rudolph TK, Rudolph V, Witte A, Klinke A, Szoecs K, Lau D, Heitzer T, Meinertz T, Baldus S. Liberation of vessel adherent myeloperoxidase by enoxaparin improves endothelial function. *Int J Cardiol 2008*; 140:42-7.

95. Rudolph V, Rudolph TK, Schopfer FJ, Bonacci G, Lau D, Szocs K, Klinke A, Meinertz T, Freeman BA, Baldus S. Bivalirudin decreases NO bioavailability by vascular immobilization of myeloperoxidase. *J Pharmacol Exp Ther 2008*; 327:324-331.

96. Schindhelm RK, van der Zwan LP. Myeloperoxidase as a diagnostic and prognostic marker in cardiology: beware of pre-analytical factors that may influence results. *Int J Lab Hematol 2010*; 33:332.

97. Wendland AE, Camargo JL, Polanczyk CA. Effect of preanalytical variables on myeloperoxidase levels. *Clin Chim Acta 2012*; 411:1650-5.

98. Scheffer PG, van der Zwan LP, Schindhelm RK, Vermue HP, Teerlink T. Myeloperoxidase concentrations in EDTA-plasma of healthy subjects are discordant with concentrations in heparin-plasma and serum. *Clin Biochem 2009*; 42:1490-2.

99. Shih J, Datwyler SA, Hsu SC, Matias MS, Pacenti DP, Lueders C, Mueller C, Danne O, Mockel M. Effect of collection tube type and preanalytical handling on myeloperoxidase concentrations. *Clin Chem 2008*; 54:1076-9.

8 Verzeichnis der am häufigsten verwendeten Abkürzungen

ACS	Akutes Koronarsyndrom
I/R	Ischämie/Reperfusion
KHK	Koronare Herzkrankheit
LV	linker Ventrikel, linksventrikulär
MPO	Myeloperoxidase
MPS	(Belastungs-)Myokardperfusionsszintigrafie
NSTEMI-ACS	Nicht-ST-Strecken-Hebungsinfarkt-ACS
PCI	Perkutane Koronarintervention
PMN	Polymorphkerniger neutrophiler Granulozyt
STEMI	ST-Strecken-Hebungsinfarkt

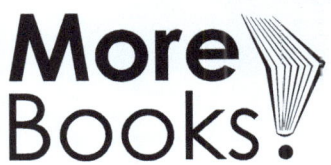

i want morebooks!

Buy your books fast and straightforward online - at one of world's fastest growing online book stores! Environmentally sound due to Print-on-Demand technologies.

Buy your books online at

www.get-morebooks.com

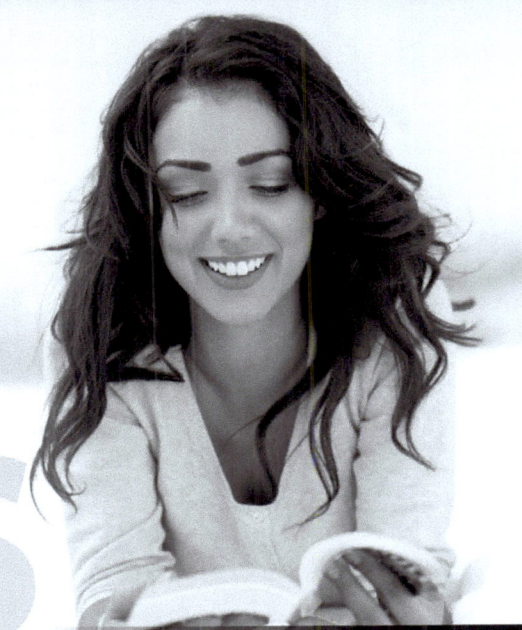

Kaufen Sie Ihre Bücher schnell und unkompliziert online – auf einer der am schnellsten wachsenden Buchhandelsplattformen weltweit! Dank Print-On-Demand umwelt- und ressourcenschonend produziert.

Bücher schneller online kaufen

www.morebooks.de

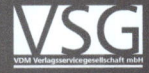 VDM Verlagsservicegesellschaft mbH
Heinrich-Böcking-Str. 6-3   Telefon: +49 681 3720 174   info@vdm-vsg.de
D - 66121 Saarbrücken   Telefax: +49 681 3720 1749   www.vdm-vsg.de

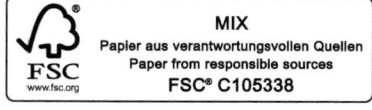

Printed by Books on Demand GmbH, Norderstedt / Germany